濒湖临证小丛书

濒湖

明·李时珍 原著

王 剑 郑国华 辑录

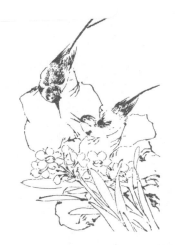

全国百佳图书出版单位

中国中医药出版社

图书在版编目（CIP）数据

濒湖集简方 /（明）李时珍原著；王剑，郑国华辑录 . —北京：
中国中医药出版社，2018.8

（濒湖临证小丛书）

ISBN 978-7-5132-4807-5

Ⅰ .①濒…　Ⅱ .①李…②王…③郑…　Ⅲ .①方书—
中国—明代　Ⅳ .① R289.348

中国版本图书馆 CIP 数据核字（2018）第 047070 号

中国中医药出版社出版

北京市朝阳区北三环东路 28 号易亨大厦 16 层

邮政编码　100013

传真　010-64405750

山东润声印务有限公司印刷

各地新华书店经销

开本 880×1230　1/32　印张 5　字数 69 千字

2018 年 8 月第 1 版　2018 年 8 月第 1 次印刷

书号　ISBN 978 – 7 – 5132 – 4807 –5

定价　25.00 元

网址　www.cptcm.com

社 长 热 线　010-64405720

购 书 热 线　010-89535836

维 权 打 假　010-64405753

微信服务号　zgzyycbs

微商城网址　https://kdt.im/LIdUGr

官方微博　http://e.weibo.com/cptcm

天猫旗舰店网址　https://zgzyycbs.tmall.com

如有印装质量问题请与本社出版部联系（010-64405510）

辑录说明

《濒湖集简方》出自《本草纲目》引据书目。在《本草纲目》中辑录《濒湖集简方》有近 300 处之多。所引医方皆在其下注明为"集简方"或"李时珍濒湖集简方"或"濒湖集简方"。由此可见，李时珍确有《濒湖集简方》之作。《濒湖集简方》系收集民间或士人所传简便验效之方，药味少，易得而又效佳。如《本草纲目》卷十七·芫花条附方："瘰疬初起，气壮人，用芫根擂水一盏服，大吐利，即平。黄州陈大用所传。"《本草纲目》卷三十四·龙脑香条附方："风热喉痹。灯心一钱，黄柏五分，并烧存性，白矾七分煅过，冰片脑三分，为末。每以一二分吹患处。此陆一峰家传绝妙方也。"又如三七，是李时珍从"南人军中用为金疮要药，云有奇功"而收载于《本草纲目》的药物，治疗各种出血证有效，至今仍广泛应用于临床。《本草纲目》卷十二·三七条的附方大多录自《濒湖集简方》。

《濒湖集简方》是李时珍对中医药学的又一份重要贡献，对李时珍成功编撰《本草纲目》发挥了巨大的作用。

濒湖集简方

《濒湖集简方》先于《本草纲目》而著成，是李时珍一生的临床经验所得，并将其作为《本草纲目》的重要参引文献，将《濒湖集简方》中所有医方大多数或作"附方"或作"主治"来说明药物功效和作用；亦有少数医方化裁作"发明"或藏于"附录"之中。今就辑录作以下说明：

一、辑录参考文献。本次以王剑、孙士江主编的《李时珍医药学全集》中所收《本草纲目》整理本为底本。并参考晋·葛洪《肘后备急方》、南朝·陶弘景《补缺肘后方》、唐·孙思邈《备急千金要方》、唐·王焘《外台秘要》、宋·唐慎微《经史证类备急本草》、宋·许叔微《普济本事方》、宋·王怀隐等《太平圣惠方》、明·朱橚等《普济方》、明·胡濙《卫生易简方》等文献资料。

二、辑录方式方法。从"附方"中辑录：凡注明该方系出自"集简方""李时珍濒湖集简方"或"濒湖集简方"均必收之；凡未注明该方出处，经查考无有文献载之，亦收录之。如《本草纲目》卷四十五·蟹之蟹爪"附方""千金神造汤"，在《备急千金要方》卷二第六及《外台秘要》卷三十三俱无此方，该方应为李时珍独创之方。从"主治"中辑录：凡注明此药之主治功效出自"时珍"或"李时珍"，而该主治中有药物组成、使

2

用方法，是一个完整的医方，均收之。从"发明"中辑录：凡"发明"中"时珍曰"或"李时珍曰"的内容有方药蕴于其内，亦录之。如《本草纲目》卷二十六·芸薹"发明"项下"时珍曰"的内容中有"治小儿惊风，（芸薹子）贴其顶囟，则引气上出也"。此方完全出自李时珍临床所得。从"附录"中辑录：在"附录"中亦有极少数医方隐于其中，如《本草纲目》卷十八·伏鸡子根之附录"人肝藤"有"时珍曰：以根三两，磨汁或煎浓汁服，并解蛊毒"。

三、辑录整理体例。从《本草纲目》中辑录的李时珍医方共计1262首，其中出自"附方"条有586首，占46.5%；出自"主治"条有658首，占52.1%；出自"发明"条有15首，出自"附录"有3首，共占1.4%。这些李时珍医方按明代常见方书的编撰体例，将其分归30卷，即肺系病、心系病、脾胃病、肝胆病、肾系病、气血津液病、疟疾、中毒、各种风疾、肢体经络病、痈疽发背、疮疡、瘰疬瘿瘤、肿毒、疝气、痔瘘、蛇虫咬伤、金镞竹木伤、跌打损伤、皮肤病、妇科病、儿科病、眼科病、耳科病、鼻科病、咽喉科病、口腔科病、药酒、美容、养生等。其中卷一至卷十为治疗内科病证方，计

濒湖集简方

447 首，占 35.4%；卷十一至卷二十为治疗外科及骨伤科病证方，计 356 首，占 28.2%；妇科方 69 首，占 5.5%；儿科方 67 首，占 5.3%；五官科方 226 首，占 17.9%；药酒方 57 首，占 4.5%；美容和养生方 40 首，占 3.2%。这种按病证分门类方的辑录整理体例，完全展现了李时珍当年临床经验精髓，为后学者深入研究李时珍临床学术思想提供了又一部重要的医学文献。

对《濒湖集简方》的辑录是一次大胆的尝试，限于资料来源有限，史料短缺，仅从《本草纲目》中辑录整理，出现疏漏和错误之处，敬请同道们批评指正！

四、本次整理仅辑录原文，不增加其他注释性内容。古今字、通假字等均仍其旧，异体字、繁体字改为规范简化字，更正文中出现的错别字。

王　剑　郑国华
湖北中医药大学
二〇一八年元月二十八日

目　录
CONTENTS

濒湖集简方

卷一·肺系病证方

一、感冒

[方一] 头风，鼻流清涕。辛夷、枇杷花等分，研末，酒服二钱，日二服。

[方二] 偶感风寒。脂麻炒焦，乘热擂酒饮之，暖卧取微汗出良。

[方三] 冬月感寒。吴茱萸五钱，煎汤服之，取汗。

[方四] 感冒风寒初起。即用葱白一握，淡豆豉半合，泡汤服之，取汗。

二、咳嗽

[方一]（鲫鱼头）烧研饮服，疗咳嗽。

[方二] 卒得咳嗽。桃仁三升去皮杵，着器中密封，蒸熟日干，绢袋盛，浸二斗酒中，七日可饮，日饮四五合。

[方三]（皋芦叶）噙咽，清上膈，利咽喉。

[方四]（梂子实）熟和蜜食之，去嗽。

［方五］（南藤）煮汁服，治上气咳嗽。

［方六］久咳不已。乌梅肉微炒，罂粟壳去筋膜蜜炒，等分为末。每服二钱，睡时蜜调下。

［方七］咳逆不止。济生柿蒂散：治咳逆胸满。用柿蒂、丁香各二钱，生姜五片，水煎服。或为末，白汤点服。洁古加人参一钱，治虚人咳逆。三因加良姜、甘草等分。卫生宝鉴加青皮、陈皮。王氏易简加半夏、生姜。

［方八］虚热咳嗽。天花粉一两，人参三钱，为末。每服一钱，米汤下。

［方九］（神水）饮之，清热化痰，定惊安神。

［方十］定嗽化痰。百药煎、片黄芩、橘红、甘草各等分，共为细末，蒸饼丸绿豆大。时时干咽数丸，佳。

［方十一］用橘皮去穰一斤，甘草、盐花各四两，水五碗，慢火煮干，焙研为末，白汤点服。名二贤散，治一切痰气特验。

［方十二］（枸橼皮瓢）煮酒饮，治痰气咳嗽。

［方十三］痰气咳嗽。用香栾去核切，砂瓶内浸酒，封固一夜，煮烂，蜜拌匀，时时含咽。

［方十四］寒痰咳嗽。烧酒四两，猪脂、蜜、香油、

茶末各四两，同浸酒内，煮成一处。每日挑食，以茶下之，取效。

［方十五］痰饮咳嗽。用真蚌粉新瓦炒红，入青黛少许，用淡齑水滴麻油数点，调服二钱。

［方十六］主上盛下虚，痰涎壅盛，头旋吐逆，霍乱反胃，心腹冷痛，升降阴气。（灵砂）研末，糯糊为丸，枣汤服，最能镇坠，神丹也。

［方十七］（茶叶）浓煎，吐风热痰涎。

［方十八］吐上膈风热痰实。（桔梗芦头）生研末，白汤调服一二钱，探吐。

三、中暑

［方一］（地衣草）研末，新汲水服之，治中暑。

［方二］夏月喝死。以热土围脐旁，令人尿脐中，仍用热土、大蒜等分捣，水去滓灌之，即活。

［方三］热喝昏沉。地黄汁一盏服之。

四、时行瘟疫

［方一］天行瘟疫。取初病人衣服，于甑上蒸过，则一家不染。

［方二］解天行热病伏热，头目不清，神志昏塞，及

3

诸大毒。（船底苔）五两，和酥饼末一两半，面糊丸梧子大。每温酒下十五丸。

[方三] 瘟疫。（虎耳草）擂酒服。

[方四]（猕猴肉）食之，辟瘴疫。

[方五] 厌禳瘟疫。腊旦除夜，以小豆、川椒各七粒投井中，勿令人知，能却瘟疫。又法：元旦以大麻子三七粒，投井中。

[方六] 山岚瘴气。犀角磨水服之，良。

[方七] 山岚瘴气。羚羊角末，水服一钱。

[方八] 山岚瘴气。水服麝香三分解之。

[方九] 疫疠发肿。大黑豆二合炒熟，炙甘草一钱，时时饮之。夷坚志云：靖康二年春，京师大疫，有异人书此方于壁间，用之立验也。

五、伤寒

[方一] 伤寒热病，咽喉痹痛，消痞块。并（香木鳖仁）含之咽汁，或磨水噙咽。

[方二] 伤寒热病。食数枚（马槟榔核仁），冷水下。

[方三] 伤寒阳毒，热盛昏迷者。以冰一块置于膻中，良。

［方四］伤寒食复。用（寒食饭）烧研，米饮服二三钱，效。

［方五］伤寒喘急。防己、人参等分，为末。桑白汤服二钱，不拘老小。

六、哮喘

［方一］上气哮喘，烦热，食即吐逆。用砂糖、姜汁等分，相和，慢煎二十沸。每咽半匙，取效。

［方二］饮生（韭）汁，主上气喘息欲绝，解肉脯毒。

［方三］肺虚短气喘咳剧者。取（胡颓子叶）焙研，米饮服二钱。

［方四］（鲤鱼肉）烧末，能发汗，定气喘咳嗽，下乳汁，消肿。

［方五］痰饮成窠，遇寒便发。取（醉鱼草）花研末，和米粉作果，炙熟食之。即效。

［方六］寒痰齁喘。野芫荽研汁，和酒服，即住。

［方七］停痰宿饮，喘咳呕逆，全不入食。威灵仙焙，半夏姜汁浸焙，为末，用皂角水熬膏，丸绿豆大。每服七丸至十丸，姜汤下，一日三服，一月为验。忌茶、面。

七、肺痈、肺痨

[方一] 肺痈咳唾脓血腥臭，不问脓成未成。用（柘耳）一两研末，同百草霜二钱，糊丸梧子大。米饮下三十丸，效甚捷。

[方二] 肺壅失音。杉木烧炭入碗中，以小碗覆之，用汤淋下，去碗饮水。不愈再作，音出乃止。

[方三] 虚损劳瘵。德生丹：用无病妇人乳三酒杯，将瓷碟晒极热，置乳于中，次入麝香末少许，木香末二分，调匀服；后饮浓茶一酒盏，即阳败。次日服接命丹（接命丹：用乳三酒杯，如前晒碟盛人乳，并人胞末一具调服）。服毕，面、膝俱赤，如醉思睡，只以白粥少少养之。

[方四] 千金鲛鱼皮散：治鬼疰。用鲛鱼皮（炙）、龙骨、鹿角、犀角、麝香、蜈蚣、雄黄、朱砂、干姜、蜀椒、襄荷根、丁香等各一分，贝子十枚，为末。酒服方寸匕，加至二匕，日三服。亦可佩。

[方五] （水獭足）为末酒服，杀劳瘵虫。

[方六] 五尸劳疾，杀虫。（漆叶）暴干研末，日用酒服一钱匕。

卷二·心系病证方

一、心悸不寐

［方一］（金星石）水磨少许服，镇心神不宁，亦治骨哽。

［方二］夜不合眼，难睡。灯草煎汤代茶饮，即得睡。

［方三］心虚风邪，精神恍惚健忘。以（铁铧）久使者四斤，烧赤投醋中七次，打成块，水二斗，浸二七日，每食后服一小盏。

二、癫痫

［方一］（乌头附子尖）为末，茶服半钱，吐风痰癫痫。

［方二］诸风痫疾。生川乌头去皮二钱半，五灵脂半两，为末，猪心血丸梧子大，每姜汤服一丸。

［方三］虎睛丸：治癫痫发作，涎潮搐搦，时作谵

语。虎睛一对（微炒），犀角屑、大黄、远志（去心）各一两，栀子仁半两，为末，炼蜜丸绿豆大。每温酒服二十丸。

[方四] 急惊坠涎。水银半两，生南星一两，麝香半分，为末，入石脑油同捣，和丸绿豆大。每服一丸，薄荷汤下。

三、厥证

[方一] 痰厥不省。（盐胆水）灌之取吐，良。

[方二] （山豆根）磨汁服，止卒患热厥心腹痛，五种痔痛。

[方三] 热厥气痛。玄明粉三钱，热童尿调下。

[方四] 惊怖卒死。温酒灌之即醒。

[方五] 卒中忤恶鬼气，卒倒不知人，逆冷，口鼻出清血，或胸腹内绞急切痛，如鬼击之状，不可按摩，或吐血衄血。用久垢汗衫烧灰，百沸汤或酒服二钱。男用女，女用男。

[方六] 九窍出血。石榴花揉塞之取效。叶亦可。

[方七] （鸡冠血）卒饮之，治缢死欲绝，及小儿卒惊客忤。

　　〔方八〕治中恶及溺水死者。（鸭血）灌之即活。

　　〔方九〕古方治人溺水死。用灶头灰一石埋之，从头至足，惟露七孔，良久即苏。

卷三·脾胃病证方

一、反胃

［方一］反胃久病。（胞衣水）饮一钟当有虫出。

［方二］（鸡蛋抱出卵壳烧灰），酒服二钱，治反胃。

［方三］（鲫鱼）酿绿矾，煅研饮服，治反胃。

［方四］（鲤鱼肉）用童便浸煨，止反胃及恶风入腹。

［方五］反胃吐食。干柿三枚，莲蒂捣烂，酒服甚效。切勿以他药杂之。

［方六］反胃吐食。取螺蛳一斗，水浸，取泥晒干，每服一钱，火酒调下。

［方七］反胃吐食。用乌雄鸡一只，治如食法，入胡荽子半斤在腹内，烹食二只愈。

［方八］反胃吐食。大枣一枚去核，用斑蝥一只去头翅，入在内，煨熟去蝥，空心食之，白汤下，良。

［方九］（白马溺）热饮，治反胃杀虫。

二、噎嗝

[方一] 噎嗝吐食，又面生黑子。每夜以（白旃檀）浆水洗拭令赤，磨汁涂之，甚良。

[方二] 噎嗝。用蛇含蛤蟆，泥包烧存性，研末，米饮服。

[方三] 噎食病。白鹅尾毛烧灰，米汤每服一钱。

[方四] 气噎不通。鸡嗉两枚连食，以湿纸包，黄泥固，煅烧存性为末，入木香、沉香、丁香末各一钱，枣肉和丸，梧子大。每汁下三丸。

[方五]（鲫鱼）酿胡蒜煨研饮服，治膈气。

[方六] 膈气。生桑寄生捣汁一盏，服之。

[方七]（大蒜）同鲫鱼丸，治膈气。

[方八] 膈气刺痛。（柳寄生）捣汁服一杯。

[方九] 理脾快气。青橘皮一斤日干焙研末，甘草末一两，檀香末半两，和匀收之。每用一二钱，入盐少许，白汤点服。

[方十] 快膈进食。麦蘖四两，神麯二两，白术、橘皮各一两，为末，蒸饼丸梧子大。每人参汤下三五十丸，效。

[方十一]（酸笋）作汤食，止渴解酲，利膈。

[方十二]（香附苗及花）煎饮，散气郁，利胸膈，降痰热。

三、呕吐、呃逆

[方一]虚寒呕哕，饮食不下。细辛去叶半两，丁香二钱半，为末。每服一钱，柿蒂汤下。

[方二]有人病呕吐，服玉壶诸丸不效，用蓝汁入口即定，盖亦取其杀虫降火尔。

[方三]（麻仁）取汁煮粥食，止呕逆。

[方四]呕逆不止。真火酒一杯，新汲井水一杯，和服甚妙。

[方五]治大人干呕及反胃，小儿哕啘及舌肿，并时时温饮（白羊乳）之。

[方六]卒干呕者，生吞数枚（鸡蛋黄），良。

[方七]胃热呃逆。用七十二个（铁镟），煎汤啜之。

[方八]治温病复感寒邪，变为胃啘，（梓白皮）煮汁饮之。

[方九]（水苏茎叶）作生菜食，除胃间酸水。

[方十]食物作酸。萝卜生嚼数片，或生菜嚼之亦

佳，绝妙。干者、熟者、盐腌者，及人胃冷者，皆不效。

四、胃痛

[方一] 急心疼痛。猪心一枚，每岁入胡椒一粒，同盐、酒煮食。

[方二] 心下急痛。桑耳烧存性，热酒服二钱。

[方三] 心气疼痛。绿豆二十一粒，胡椒十四粒，同研，白汤调服即止。

[方四] 心气疼痛。高粱根煎汤温服，甚效。

[方五] 冷气心痛。烧酒入飞盐饮，即止。

[方六]（薏苡仁）炊饭食，治冷气。

[方七]（枸橼皮瓤）煎汤，治心下气痛。

[方八] 心腹气痛。乌药水磨浓汁一盏，入橘皮一片，苏一叶，煎服。

[方九] 心腹冷痛，风寒湿痹，附骨阴疽，凡在筋骨隐痛者，神针火针之，火气直达病所，甚效。

[方十] 心腹冷痛。三奈、丁香、当归、甘草等分，为末，醋糊丸梧子大。每服三十丸，酒下。

[方十一] 心腹冷痛。法醋浸至二三年蒜，食至数颗，其效如神。

[方十二] 心腹诸痛。荄附丸：治男女心气痛、腹痛、少腹痛、血气痛，不可忍者。香附子二两，蕲艾叶半两，以醋汤同煮熟，去艾炒为末，米醋糊丸梧子大。每白汤服五十丸。

[方十三] 积垢作痛。（皂荚蕈）泡汤饮之，微泄效。未已再服。

五、腹痛

[方一] 卒患腹痛。山豆根，水研半盏服，入口即定。

[方二] 治阴阳易病，少腹急痛。用热酒吞（豚卵）二枚，即瘥。

[方三]（大蒜）同乳香丸，治腹痛。

[方四] 留饮腹痛。椒目二两，巴豆一两去皮心，熬捣，以枣膏和，丸麻子大。每服二丸，吞下其痛即止。

[方五] 阴证腹痛。桑椹绢包风干，过伏天，为末。每服三钱，热酒下，取汗。

[方六] 阴毒腹痛。烧酒温饮，汗出即止。

[方七] 阴毒腹痛。油松木七块炒焦，冲酒二钟，热服。

[方八] 阴毒腹痛。露蜂房三钱（烧存性），葱白五

寸，同研为丸。男左女右，着手中，握阴卧之，汗出即愈。

［方九］中蛊腹痛，面目青黄，淋露骨立。（枣树木心）剉取一斛，水淹三寸，煮至二斗，澄清，煎五升。旦服五合，取吐即愈。

［方十］蛊毒腹痛，面目青黄，林露骨立。（隐忍叶）煮汁一二升饮。

［方十一］（山豆根）研末，汤服五分，治腹胀喘满。

［方十二］（荞麦）炒焦，热水冲服，治绞肠沙痛。

［方十三］（猪血）清油炒食，治嘈杂有虫。

六、泄泻

［方一］夏月湿泻。川椒炒取红、肉豆蔻煨各一两，为末，粳米饭梧子大。每量人米饮服百丸。

［方二］暑热吐泻。陈仓米二升，麦芽四两，黄连四两切，同蒸熟焙研为末，水丸梧子大。每服百丸，白汤送下。

［方三］久泻不止。猪肾一个批开，掺骨碎补末，煨熟食之，神效。

［方四］老小滑泻。白术半斤黄土炒过，山药四两

炒，为末，饭丸。量人大小，米汤服。或加人参三钱。

[方五]（鲦鱼）煮食，已忧暖胃，止冷泻。

[方六]（黄鲴鱼肉）白煮汁饮，止胃寒泄泻。

[方七]寒湿泄泻，小便清者。以头烧酒饮之，即止。

[方八]湿热虚泻。山药、苍术等分，饭丸，米饮服。大人小儿皆宜。

[方九]脾虚滑泻。乌骨母鸡一只治净，用豆蔻一两，草果二枚，烧存性，掺鸡腹肉，扎定煮熟，空心食之。

[方十]（小麦面）生食，利大肠。

七、痢疾

[方一]诸痢初起。大黄煨熟，当归各二三钱，壮人各一两，水煎服，取利。或加槟榔。

[方二]以沙糖水调炒荞麦面二钱服，治痢疾。

[方三]（山豆根）丸服，止下痢。

[方四]赤白痢下。鸦片、木香、黄连、白术各一分，研末，饭丸小豆大。壮者一分，老幼半分，空心米饮下。忌醋物、生冷、油腻、茶、酒、面，无不止者。口渴，略饮米汤。

[方五]赤白痢下。罂粟花未开时，外有两片青叶包

之，花开即落，收取为末。每米饮服一钱，神效。赤痢用赤花者，白痢用白花者。

[方六] 赤白下痢。鸡冠花煎酒服，赤用红，白用白。

[方七] 赤白下痢。胡椒、绿豆各一岁一粒，为末，糊丸梧子大。红用生姜、白用米汤下。

[方八] 下痢赤白。荷叶烧研，每服二钱，红痢蜜、白痢沙糖汤下。

[方九] 下痢红白。腊猪骨烧存性，研末，温酒调服三钱。

[方十] 赤痢不止。文蛤炒研末，水浸乌梅肉和，丸梧子大。每服七十丸，乌梅汤下。

[方十一] 赤痢血痢。三七三钱，研末，米泔水调服，即愈。

[方十二]（鲫鱼）酿白矾烧研饮服，治肠风血痢。

[方十三]（牛血）煮拌醋食，治血痢便血。

[方十四] 治血痢腹痛。（小青叶）研汁服，解蛇毒。

[方十五] 五色诸痢。返魂丹：用零陵香草去根，以盐酒浸半月，炒干，每两入广木香一钱半，为末。里急腹痛者，用冷水服一钱半，通了三四次，用热米汤服一

钱半，止痢。只忌生梨一味。

[方十六] 下痢腹痛。玄胡索末三钱，米饮服之。

[方十七]（千里及）同小青煎服，治赤痢腹痛。

[方十八] 热痢里急。大黄一两，浸酒半日，煎服取利。

[方十九] 下痢脓血后重。（枸橘叶）同萆薢等分炒存性研，每茶调二钱服。又治喉瘘，消肿导毒。

[方二十]（榭实仁）蒸煮作粉，涩肠止痢。

[方二十一] 饮（莱菔）汁，治下痢及失音，并烟熏欲死。

[方二十二]（扁豆花）作馄饨食，治泄痢。

[方二十三]（大蒜）贴足心，能引热下行，治泄泻暴痢及干湿霍乱，止衄血。

[方二十四]（楤子实）生食之，止水痢。

[方二十五]（棠梨实）烧食，止滑痢。

[方二十六] 噤口痢疾。鸡内金焙研，乳汁服之。

[方二十七]（田螺肉）捣烂贴脐，引药下行，止噤口痢，下水气淋闭。

[方二十八] 毒痢噤口。水蛭一个，并肠肚捣碎，瓦

烘热，入麝香五分，作饼，贴脐上，气通即能进食也。

[方二十九] 建茶合醋煎，热服，即止。

[方三十]（大蒜）同黄丹丸，治痢疾、孕痢。

[方三十一]（白狗骨）烧灰，米饮日服，治休息久痢。

[方三十二] 久痢成疳。葛勒蔓末，以管吹肛门中，不过数次，如神。

八、霍乱

[方一] 霍乱。（扁豆藤）同芦箨、人参、仓米等分，煎服。

[方二] 干霍乱，不吐不利，烦胀欲死，或转筋入腹。取屠儿几垢一鸡子大，温酒调服，得吐即愈。

[方三] 干霍乱病，心腹胀痛，不吐不利，欲死。巴豆一枚（去皮、心），热水研服，得吐，利即定也。

[方四] 主霍乱吐利。取（乌木）屑研末，温酒服。

[方五] 凡脾胃湿多，吐泻霍乱者。以东壁土、新汲水搅化，澄清服之，即止。

[方六] 凡霍乱及呕吐，不能纳食及药，危甚者，先饮数口（生熟汤）即定。

[方七] 霍乱胀满。芜菁子，水煮汁，饮之。

[方八]（篁竹叶）煎汤，熨霍乱转筋。

[方九]（绿豆粉）新水调服，治霍乱转筋，解诸药毒死，心头尚温者。

九、脾胃虚弱

[方一] 荷叶烧饭，厚脾胃，通三焦，资助生长之气。

[方二] 益脾胃，利胸膈，去冷气，（马薪苗）作茹食。

[方三] 参术膏：治一切脾胃虚损，益元气。白术一斤，人参四两，切片，以流水十五碗浸一夜，桑柴文武火煎取浓汁熬膏，入炼蜜收之，每以白汤点服。

[方四]（罂子粟嫩苗）作蔬食，除热润燥，开胃厚肠。

[方五] 消食和中，下生胎，破血。取（大麦麹）五升，以水一斗煮三沸，分五服，其子如糜，令母肥盛。

[方六] 米谷食积。炒麹末，白汤调服二钱，日三服。

[方七] 食鸭肉不消者，顿饮米泔一盏，即消。

[方八] 多食易饥。绿豆、黄麦、糯米各一升，炒熟磨粉，每以白汤服一杯，三五日见效。

卷四·肝胆病证方

一、黄疸

［方一］遍身黄疸。茵陈蒿一把，同生姜一块，捣烂，于胸前四肢，日日擦之。

［方二］湿热黄疸。蟹烧存性研末，酒糊丸如梧子大。每服五十丸，白汤下，日服二次。

［方三］（薏苡根）捣汁和酒服，治黄疸有效。

［方四］黄疸如金。薏苡根煎汤频服。

［方五］五般急黄。山豆根末，水服二钱。若带蛊气，以酒下。

［方六］（柳枝及根白皮）煎服，治黄疸白浊。

［方七］消积块黄肿。用年久者（砂锅），研末，水飞过，作丸，每酒服五钱。

［方八］男子酒疸。用茵陈蒿四根，栀子七个，大田螺一个，连壳捣乱，以百沸白酒一大盏，冲汁饮之。秘方也。

二、头痛

［方一］头痛不止。杨梅为末，以少许嗜鼻取嚏，妙。

［方二］风热头痛。用雄黄、干姜各等分，为末，嗜鼻，左痛嗜右，右痛嗜左。

［方三］头风热痛。山豆根末，油调，涂两太阳穴。

［方四］头风痛。（柚叶）同葱白捣，贴太阳穴。

［方五］头风斧劈难忍。川乌头末烧烟熏碗内，温茶泡服之。

［方六］头风作痛。芸薹子一分，大黄三分，为末，嗜鼻。

［方七］八般头风。鱼鳔烧存性为末，临卧以葱酒服二钱。

［方八］痰热头风。悬栝楼一个，赤雹儿七个焙，大力子即牛蒡子焙四两，为末。每食后茶或酒服三钱。忌动风发热之物。

［方九］痰厥头痛如破，厥气上冲，痰塞胸膈。炮附子三分，釜墨四钱，冷水调服方寸匕，当吐即愈。忌猪肉、冷水。

［方十］气虚头痛。真川芎䓖为末，腊茶调服三钱，

甚捷。曾有妇人产后头痛，一服即愈。

［方十一］风气头痛。蓖麻仁半两，枣肉十五枚，捣涂纸上，卷筒插入鼻中，下清涕即止。

［方十二］风气头痛，不可忍者。乳香、蓖麻仁等分，捣饼随左右贴太阳穴，解发出气甚验。

［方十三］治大寒犯脑，头痛。以酒拌（吴茱萸）叶，袋盛蒸熟，更互枕熨之，痛止为度。

［方十四］一人病气郁偏头痛，用蓖麻同乳香、食盐捣熠太阳穴，一夜痛止。

［方十五］偏正头风。（木槿子）烧烟熏患处。

［方十六］八月朔日收取（露水），摩墨点太阳穴，止头痛，点膏肓穴，治劳瘵，谓之天灸。

三、积聚

［方一］万病积聚。七八月收蒺藜子，水煮熟，曝干，蜜丸梧子大。每酒服七丸，以知为度。其汁煎如饴，服之。

［方二］心腹积聚及虫病，（神水）和獭肝为丸服。

［方三］郁结不散。用龟下甲（酒炙）五两，侧柏叶（炒）一两半，香附（童尿浸、炒）三两，为末，酒

糊丸梧子大。每空心，温酒服一百丸。

[方四] 鹤膝风病。酒焙糟四两，肥皂一个（去子），芒硝一两，五味子一两，砂糖一两，姜汁半瓯研匀，日日涂之，加入烧酒犹妙也。

[方五] 治误吞水蛭成积，胀痛黄瘦，（浸蓝水）饮之取下则愈。

四、中风

[方一] 疗口眼㖞斜。（鳝鱼血）同麝香少许，左㖞涂右，右㖞涂左，正即洗去。

[方二] 治口眼㖞斜。活鲇切尾尖，朝吻贴之即正。

[方三] 口目㖞斜。蓖麻子仁捣膏，左贴右，右贴左，即正。

[方四] 中风口㖞不正。（空青）以豆许含咽，甚效。

[方五] （鸡冠血）涂颊，治口㖞不正。

[方六] 中风痰厥气厥，中恶喉痹，一切急病，咽候不通，牙关紧闭。以研烂巴豆绵纸包，压油用捻点灯，吹灭熏鼻中，或用热烟刺入喉内，即时出涎或恶血便苏。

[方七] 中风惊病，喉痹痰厥僵仆，牙关紧闭者，取梅肉揩擦牙龈，涎出即开。

[方八] 中风口噤。荆芥穗为末，酒服二钱，立愈，名荆芥散。贾似道云：此方出曾公谈录，前后用之甚念。其子名顺者，病此已革，服之立定，真再生丹也。

[方九] 中风强直，不得屈伸。（枸橘树皮）细切一升，酒二升，浸一宿。每日温服半升。酒尽再作。

[方十] 牙关紧急不开者。白矾、盐花等分，搽之，涎出自开。

[方十一] （水龟尿）点舌下，治大人中风舌暗，小儿惊风不语。

[方十二] （鸡冠血）涂面，治中恶。

[方十三] 一切急病，中风、喉痹、痰厥。用鹅翎扫（灯盏油）入喉内，取吐即效。

五、肝胆杂病

[方一] 肝劳生虫，眼中赤脉。吴茱萸根为末一两半，粳米半合，鸡子白三个，化蜡一两半和，丸小豆大。每米汤下三十丸，当取虫下。

[方二] 慢肝惊风。用水飞代赭石末，每服半钱，冬瓜仁煎汤调下，果愈。

[方三] 主好嗜干茶不已，面黄无力。（苦草）为

末，和炒脂麻不时干嚼之。

　　［方四］（榆叶）同酸枣仁等分蜜丸，日服，治胆热虚劳不眠。

　　［方五］肝火为痛。黄连，姜汁炒为末，粥糊丸梧子大。每服三十丸，白汤下。

　　［方六］寸白蛔虫。酢石榴东引根一握洗剉，用水三升，煎取半碗，五更温服尽，至明取下虫一大团，永绝根本，食粥补之。

卷五·肾系病证方

一、水肿

[方一] 大腹水肿。葶苈二升，春酒五升，渍一夜。稍服一合，小便当利。

[方二] 大腹水肿。葶苈一两，杏仁二十枚，并熬黄色，捣。分十服，小便去，当瘥。

[方三] 水肿腹大如鼓，或遍身浮肿。用枣一斗，入锅内以水浸过，用大戟根苗盖之，瓦盆合定，煮熟，取枣。无时食之，枣尽决愈。

[方四] 大腹水病。取（草麻绳索）三十枚去皮，研水三合。旦服，日中当吐下水汁。结囊若不尽，三日后再作。未尽更作。瘥后，禁水饮、咸物。

[方五] 大腹水病。用白鸭一只治净，以馈饭半升，同姜、椒入鸭腹中缝定，蒸熟食之。

[方六] 水肿蛊胀。羚羊肺本草不收。千金翼载太医山琏治韦司业水肿莨菪丸用之，盖取其引药入肺，以通

小便之上源也。其方用羚羊肺一具，沸汤微炸过，曝干为末。葶苈子一升，用三年酢浸一伏时，蒸熟，捣烂和丸，梧子大。每用四十丸，麦门冬汤食后服，喉口中干、妄语为验。数日小便大利，即瘥。无羚羊，以青羊肺代之亦可。

[方七] 水肿溲涩。猪肝尖三块，绿豆四撮，陈仓米一合，同水煮粥食。毒从小便出也。

[方八] 水蛊洪肿。苦瓠瓤一枚，水二升，煮至一升，煎至可丸，如小豆大，每米饮下十丸。待小便利，作小豆羹食。勿饮水。

[方九] 阴水肿满。乌头一升，桑白皮五升，水五升，煮一升，去滓，铜器盛之，重汤煎至可丸，丸小豆大。每服三五丸，取小便利为佳。忌油腻酒面鱼肉。

[方十] 通身肿满。苦葶苈炒四两，为末，枣肉和丸梧子大。每服十五丸，桑白皮汤下，日三服。此方，人不甚信，试之自验。

[方十一]（赤小豆）和鲤鱼、鳢鱼、鲫鱼、黄雌鸡煮食，并能利水消肿。

[方十二]（桑椹）酿酒服，利水气消肿。

［方十三］（楮树白皮）煮汁酿酒饮，治水肿入腹，短气咳嗽。

［方十四］（大蒜）捣膏敷脐，能达下焦消水，利大小便。

［方十五］（黄颡鱼）煮食，消水肿，利小便。

［方十六］（鲫鱼）合小豆煮汁服，消水肿。

［方十七］（大蒜）同蛤粉丸，治水肿。

［方十八］（豪猪肚）连屎烧研，酒服，治水肿、脚气、奔豚。

二、小便频数

［方一］小便频数。白果十四枚，七生七煨，食之，取效止。

［方二］小便频数。胡桃煨熟，卧时嚼之，温酒下。

［方三］小便频数，下焦真气虚弱者。用水芝丹：莲实半升，酒浸两宿，以牙猪肚一个洗净，入莲在内，缝定煮熟，取出晒干为末，醋糊丸，服。

［方四］白浊频数，漩面如油，澄下如膏，乃真元不足，下焦虚寒。萆薢分清饮：用萆薢、石菖蒲、益智仁、乌药等分。每服四钱，水一盏，入盐一捻，煎七分，食

前温服，日一服，效乃止。

[方五] 心虚尿滑，及赤白二浊。益智子仁、白茯苓、白术等分，为末。每服三钱，白汤调下。

三、小便不通

[方一] 小便不通。竹鸡草（鸭跖草）一两，车前草一两，捣汁入蜜少许，空心服之。

[方二] 小便不通。全蛇蜕一条，烧存性研，温酒服之。

[方三] 小便不通者，（鸡蛋黄）生吞之，数次效。

[方四] （楮枝茎）捣浓汁饮半升，治小便不通。

[方五] 小便热短。桦皮浓煮汁饮。

[方六] （鲤鱼肉）煮食，下水气，利小便。

[方七] 丹黍根茎煮汁服，利小便，止上喘。

[方八] （蜀黍根）煮汁服，利小便，止喘满。

[方九] （葡萄根及藤叶煮汁）饮其汁，利小便，通小肠，消肿满。

四、淋证

[方一] （莱菔）末服，治五淋。

[方二] 沙石热淋。马蔺花七枚烧，故笔头二七枚

烧，粟米一合炒，为末。每服三钱，酒下，日二服。名通神散。

［方三］（苜蓿根）捣汁煎饮，治沙石淋痛。

［方四］小便淋沥沙石，痛不可忍。（玉蜀黍根叶）煎汤频饮。

［方五］小便膏淋，尿血淋沥。葎草，捣生汁三升，酢二合，合和顿服。当尿下白汁。

［方六］（薏苡仁）煎饮，利小便热淋。

［方七］（地肤苗叶）煎水日服，治手足烦疼，利小便诸淋。

［方八］（莱菔）丸服，治白浊。

［方九］小便白浊。生白果仁十枚，擂水饮，日一服，取效止。

［方十］小便白浊。清明柳叶煎汤代茶，以愈为度。

［方十一］湿痰白浊。牡荆子炒，为末，每酒服三钱。

［方十二］血淋作痛。槟榔一枚，以麦门冬煎汤，细磨浓汁一盏，顿热，空心服，日二服。

［方十三］小便血淋。海螵蛸末一钱，生地黄汁调服。

［方十四］治血淋痛涩。（木莲）藤叶一握，甘草炙

31

一分，日煎服之。

[方十五] 淋疾血病。（石鳖）磨水服。

五、大小便不通

[方一]（大蒜）纳肛中，能通幽门，治关格不通。

[方二] 二便关格，胀闷欲死，二三日则杀人。蜀葵花一两捣烂，麝香半钱，水一大盏，煎服。根亦可用。

[方三] 二便不通，胀急者。生冬葵根二斤，捣汁三合，生姜四两，捣汁一合，和匀，分二服。连用即通也。

[方四] 酱汁灌入下部，治大便不通。

六、肾虚证

[方一] 阳事不起。覆盆子酒浸，焙研为末，每旦酒服三钱。

[方二] 阳事不起。泥鳅煮食之。

[方三] 阳事痿弱。紫梢花、生龙骨各二钱，麝香少许，为末，蜜丸梧子大。每服二十丸，烧酒下。欲解，饮生姜甘草汤。

[方四] 阳虚阴痿，精寒而清者。（山獭阴茎）酒磨少许服之。獠人以为补阳要药。

[方五] 阴下冷痛，入腹则肿满杀人，（苋根）捣烂

敷之。

[方六] 补肾兴阳。用虾米一斤，蛤蚧二枚，茴香、蜀椒各四两，并以青盐化酒炙炒，以木香粗末一两和匀，乘热收新瓶中密封。每服一匙，空心盐酒嚼下，甚妙。

[方七] 肾虚耳聋。乌雄鸡一只治净，以无灰酒三升煮熟，乘熟食三五只，效。

[方八] （骨碎补）研末，猪肾夹煨，空心食，治耳鸣，及肾虚久泄，牙疼。

[方九] 肾虚腰脊痛。（地黄花）为末，酒服方寸匕，日三。

[方十] 腰痛。炙热黄狗皮裹之，频用取瘥。

[方十一] 老人丹田气弱，脐腹畏冷者，以熟艾入布袋兜其脐腹，妙不可言。

[方十二] 男子虚寒，妇人血气诸痛，（千年艾）水煎服之。

[方十三] 虚冷短气。川椒三两，去目并合口者，以生绢袋盛，浸无灰酒五升中三日，随性饮之。

[方十四] 遗精白浊，心虚不宁。金锁玉关丸：用藕节、莲花须、莲子肉、芡实肉、山药、白茯苓、白茯神

各二两，为末。用金樱子二斤捶碎，以水一斗，熬八分，去滓，再熬成膏，入少面和药，丸梧子大。每服七十丸，米饮下。

[方十五] 赤白带下，下元虚惫者。用白果、莲肉、江米各五钱，胡椒一钱，为末。乌骨鸡一只，如常治净，装末入腹煮熟，空心食之。

[方十六] 白浊遗精。石莲肉、龙骨、益智仁等分，为末。每服一钱，空心米饮下。

[方十七] 梦中泄精。狗头鼻梁骨烧研，卧时酒服一钱。

[方十八] 固精强骨。金毛狗脊、远志肉、白茯神、当归身等分为末，炼蜜丸梧子大。每酒服五十丸。

[方十九] 睡中遗尿。雄鸡肝、桂心等分，捣丸小豆大。每服一丸，米饮下，日三服。遗精，加白龙骨。

[方二十] 老人虚秘。阿胶（炒）二钱，葱白三根，水煎化，入蜜二匙，温服。

卷六·气血津液病证方

一、消渴

［方一］（鲫鱼）酿茗叶煨服，治消渴。

［方二］治消渴。（炘猪汤）滤净饮一碗，勿令病人知。

［方三］（稻杆）烧灰浸水饮，止消渴。

［方四］（蚕蛹）煎汁服，止消渴。

［方五］止消渴。以一两汤瓶内碱为末，粟米烧饭丸梧子大，每人参汤下二十丸。

［方六］（兔头骨烧灰）煮汁服，治消渴不止。

［方七］（兔头骨）煮汁服，治消渴不止。

［方八］消渴引饮。人参为末，鸡子清调服一钱，日三四服。

［方九］消渴饮水，日至一担者。浮萍捣汁服之。

［方十］消渴饮水。薏苡仁煮粥饮，并煮粥食之。

［方十一］消渴累年不愈。莎草根一两，白茯苓半

两，为末。每陈粟米饮服三钱，日二。

[方十二] 牝驴骨煮汁服，治多年消渴，极效。

[方十三] 百草头上秋露，未晞时收取，愈百疾，止消渴，令人身轻不饥，肌肉悦泽。

[方十四] （蚕茧）煮汁饮，止消渴反胃，除蛔虫。

[方十五] 煮（韭）汁饮，止消渴盗汗。

[方十六] （白粱米）炊饭食之，和中，止烦渴。

[方十七] （飧饭）热食，解渴除烦。

二、汗证

[方一] 自汗不止。防风去芦为末，每服二钱，浮麦煎汤服。

[方二] 自汗不止。郁金末，卧时调涂乳上。

[方三] 自汗不止。何首乌末，津调，封脐中。

[方四] 自汗不止。粳米粉绢包，频频扑之。

[方五] 夜出盗汗。麦面作弹丸，空心、卧时煮食之。次早服妙香散一帖取效。

[方六] 盗汗阴汗。麻黄根，牡蛎粉，为末扑之。

[方七] 当归六黄汤加麻黄根，治盗汗尤捷。

[方八] （麦麸）末服，止虚汗。

［方九］（小麦）陈者煎汤饮，止虚汗。

三、吐血（包括咳血、咯血、唾血）

［方一］吐血不止。（胡颓子根）煎水饮之。

［方二］吐血不止。金墨磨汁，同莱菔汁饮。或生地黄汁亦可。

［方三］吐血不止。干荷叶、生蒲黄等分，为末。每服三钱，桑白皮煎汤调下。

［方四］吐血不止。翻白草，每用五七棵咬咀，水二钟，煎一钟，空心服。

［方五］吐血不止。嫩荷叶七个，擂水服之，甚佳。

［方六］吐血不止。干姜为末，童子小便调服一钱，良。

［方七］吐血咳嗽。龙脑薄荷焙，研末，米饮服一钱，取效。

［方八］咳嗽吐血。人参、黄芪、飞罗面各一两，百合五钱，为末，水丸梧子大。每服五十丸，食前茅根汤下。

［方九］吐血瘀聚。凡吐血后，心中不闷者必止；若烦躁闷乱刺胀者，尚有余血在胃，宜吐之。杜衡三分，

瓜蒂二分，人参一分，为末。汤服一钱，日二服，取吐为度。

[方十]（大蒜）捣汁饮，治吐血心痛。

[方十一]（白狗血）热饮，治虚劳吐血，又解射罔毒。

[方十二] 男女吐血、衄血、呕血、咯血、下血。（箬叶）烧存性，温汤服一钱匕，又通小便，利肺气喉痹，消痈肿。

四、尿血

[方一] 小便尿血。新者，研（刘寄奴草）末服。

[方二] 小便尿血。五倍子末，盐梅捣和，丸梧子大。每空心酒服五十丸。

[方三] 小便尿血。乌梅烧存性研末，醋糊丸梧子大。每服四十丸，酒下。

[方四] 小便尿血。荆芥、缩砂等分，为末。糯米饮下三钱，日三服。

[方五]（苦竹茹）水煎服，止尿血。

[方六] 劳伤溺血。茅根、干姜等分，入蜜一匙，水二钟，煎一钟，日一服。

五、便血

［方一］大肠下血。三七研末，用淡白酒调一二钱服，三服可愈。加五分入四物汤亦可。

［方二］大肠下血。用柏叶三钱，槐花六钱，煎汤日服。

［方三］大肠下血。棕笋煮熟，切片晒干为末，蜜汤或酒服一二钱。

［方四］大肠下血。（昨叶何草）烧灰，水服一钱。又涂诸疮不敛。

［方五］（楮树白皮）为散服，治下血、血崩。

［方六］治下血如倾水。取（羊屎柴）生根一斤，生白酒二斗，煮一斗，空心随量饮。

［方七］（橄榄核）烧研服之，治下血。

［方八］（鲫鱼）酿硫黄煅研，酿五倍子煅研，酒服，并治下血。

［方九］酒毒便血。麹一块，湿纸包煨，为末。空心米饮服二钱，神效。

［方十］肠风下血不止。（橘核）同樗根白皮等分炒研，每服一钱，皂荚子煎汤调服。

濒湖集简方

[方十一] 疗饱食房劳，血渗入大肠，便血肠澼成痔。(葱须) 日干，研末，每服二钱，温酒下。

[方十二] 诸般下血。银杏煨熟，出火气，食之，米饮下。

[方十三] 诸般下血。香附，童子小便浸一日，捣碎，米醋拌，焙为末。每服二钱，米饮下。

[方十四] 大小便血。刘寄奴为末，茶调空心服二钱，即止。

卷七·疟疾方

[方一] 新久疟疾。用葛葎草一握，一名勒蔓，去两头，秋冬用干者，恒山末等分，以淡浆水二大盏浸药，星月下露一宿，五更煎一盏，分二服。当吐痰愈。

[方二] 男女疟疾。马齿苋捣，扎手寸口，男左女右。

[方三] 疟疾寒热。翻白草根五七个，煎酒服之。

[方四] 寒热疟疾，体虚汗多者。黄丹、百草霜等分，为末。发日，空心米饮服三钱，不过二服愈。或糊丸，或蒜丸，皆效。

[方五] （白花菜）擂酒饮，止疟。

[方六] （狗毛）烧灰，汤服一钱，治邪疟。

[方七] 久疟成癖者。以（醉鱼草）花填鲫鱼腹中，湿纸裹煨熟，空心食之。仍花和海粉捣贴，便消。

[方八] 虚寒疟疾。黄狗肉煮臛，入五味，食之。

[方九] 脾寒疟疾。石胡荽一把，杵汁半碗，入酒半碗和服，甚效。

濒湖集简方

[方十]痰疟不止。活取一枚（狗蝇），去翅、足，面裹为丸，衣以黄丹。发日早，米饮吞之，得吐即止。或以蜡丸酒服亦可。

[方十一]二圣丸，治诸疟，不拘远近大小。鸡骨恒山、鸡心槟榔各一两，生研，鲮鲤甲煨焦一两半，为末，糯粉糊丸绿豆大，黄丹为衣，每服三五十丸。卧时先冷酒服，五更再服。

[方十二]立秋日五更井华水，长幼各饮一杯，能却疟痢百病。

卷八·中毒病证方

［方一］（桑椹）捣汁饮，解中酒毒。

［方二］解烧酒毒。绿豆粉荡皮，多食之即解。

［方三］烧酒醉死，心头热者。用热豆腐细切片，遍身贴之，贴冷即换之，苏省乃止。

［方四］烧酒醉死。急以新汲水浸其发，外以故帛浸湿，贴其胸膈，仍细细灌之，至醒乃已。

［方五］解焼酒毒。绿豆粉三合，水调服。

［方六］解白酒酸。用石决明不拘多少，数个，以火炼过，研为细末。将酒烫热，用决明末搅入酒内，盖住，一时取饮之，其味即不酸。

［方七］中砒毒。（酱汁）调水服即解。

［方八］（杨梅树皮及根）煎水服之，解砒毒。

［方九］中砒石毒。多饮新汲井水，得吐利佳。

［方十］解轻粉毒。服轻粉口破者，以三年陈酱化水，频漱之。

濒湖集简方

[方十一]（猪）颊骨烧灰，煎汁服，解丹药毒。

[方十二]（大麻油）煎熟，时时啜之，治硫黄毒发身热。

[方十三]解硫黄毒。墨锡煎汤服，即解。

[方十四]（鸡屎白即雄鸡屎）以水淋汁服，解金银毒。

[方十五]（白鸭通即鸭屎）绞汁服，解金、银、铜、铁毒。

[方十六]（豌豆）煮饮，杀鬼毒必病，解乳石毒发。

[方十七]（橄榄实）咀嚼咽汁，能解一切鱼、鳖毒。

[方十八]解一切鱼肉果菜药物诸菌毒，疗霍乱及中暍卒死者，饮（地浆）一升妙。

[方十九]治误食石斑鱼子中毒，吐不止，及诸鱼骨鲠者。（醉鱼草花叶）捣汁和冷水少许咽之，吐即止，骨即化也。

[方二十]（鲛鱼皮）烧研水服，解鲩鲗鱼毒，治食鱼鲙成积不消。

[方二十一]中牛肉毒者，（猪齿）烧灰水服一钱。

[方二十二]中马肝、漏脯、果、菜诸毒。（猪骨）

烧灰，水服方寸匕，日三服。

［方二十三］饮食中毒，利小便。（黄藤）煮汁频服即解。

［方二十四］菜中蛇蛊。蛇毒入菜果中，食之令人得病，名蛇蛊。大豆为末，酒渍绞汁，服半升。

［方二十五］解蜀椒毒。（鸡尾毛）烧烟吸之，并以水调灰服。

［方二十六］中溪毒者。（石蒜）酒煎半升服，取吐良。

［方二十七］白梅裹（豉虫）含之，除射工毒。

［方二十八］以（人肝藤）根三两，磨汁或煎浓汁服，并解蛊毒。

［方二十九］（斑鸠血）热饮，解蛊毒，良。

［方三十］（羊皮）干皮烧服，治蛊毒下血。

［方三十一］杀腹脏及皮肤内一切虫，除蛊毒。取（相思子）二七枚研服，即当吐出。

［方三十二］中鼠莽毒。金线重楼根，磨水服，即愈。

［方三十三］中鸟啄毒。多饮新汲井水，得吐利佳。

［方三十四］中钩吻毒并解芫青毒，并煮桂汁饮之。

濒湖集简方

[方三十五] 食杏仁多，致迷乱将死。（杏）根切碎煎汤服，即解。

[方三十六]（菖蒲）捣汁服，解巴豆、大戟毒。

[方三十七]（扁豆花）擂水饮，解一切药毒垂死。

[方三十八]（玉簪根）捣汁服，解一切毒，下骨鲠，涂痈肿。

[方三十九] 解诸药毒。取（秦燕毛）二七枚烧灰，水服。

[方四十] 蜈蚣入腹，猪血灌之，或饱食。少顷饮桐油，当吐出。

卷九·各种风疾证方

[方一]一切诸风。青藤膏：用青藤，出太平荻港上者，二三月采之，不拘多少，入釜内，微火熬七日夜成膏，收入瓷瓶内。用时先备梳三五把，量人虚实，以酒服一茶匙毕，将患人身上拍一掌，其后遍身发痒，不可挡，急以梳梳之。要痒止，即饮冷水一口便解，风病皆愈也。避风数日良。

[方二]风疹初起。以（荨麻）捣汁点之，一夜皆失。

[方三]急慢惊风。用（青蒿蠹）虫捣，和朱砂、汞粉各五分，丸粟粒大。一岁一丸，乳汁服。

[方四]（石楠叶）浸酒服，治头风。

[方五]（苍耳子）炒香浸酒服，去风补益。

[方六]（枳嫩叶）煎汤代茶，去风。

[方七]治大风恶疾，眉发堕落，百骸腐溃。每以一两长松，入甘草少许，水煎服，旬日即愈。又解诸虫毒，补益长年。

濒湖集简方

［方八］艾火灸诸风冷疾，入硫黄末少许，尤良。

［方九］（治风疾）时珍常推此意，（麻沸汤）治寒湿加艾煎汤，治风虚加五枝或五加煎汤淋洗，觉效更速也。

［方十］风病麻木。麻花四两，草乌一两，炒存性为末，炼蜜调成膏。每服三分，白汤调下。

［方十一］老人风痹。麻子煮粥，下葱、椒、盐、豉，空心食之。

［方十二］老人风眩。用白羊头一具，如常治，食之。

［方十三］宣吐风痰。用连壳虾半斤，入葱、姜、酱煮汁。先吃虾，后吃汁，紧束肚腹，以翎探引取吐。

卷十·肢体经络病证方

一、痹证

［方一］筋骨疼痛。鹿角烧存性，为末。酒服一钱，日二服。

［方二］筋骨痛挛。马薗儿子炒开口，为末。酒服一钱，日二服。

［方三］筋骨挛痛。用羊胫骨，酒浸服之。

［方四］筋骨毒痛，因患杨梅疮，服轻粉毒药，年久不愈者。威灵仙三斤，水酒十瓶，封煮一炷香，出火毒。逐日饮之，以愈为度。

［方五］治腰胁引痛不可忍者。（凤仙花）研饼晒干为末，空心，每酒服三钱，活血消积。

［方六］阴雨发损痛。（海燕）煮汁服，取汁即解。

［方七］湿气作痛。白术切片，煎汁熬膏，白汤点服。

［方八］（白花菜）捣烂敷风湿痹痛。

[方九]（生姜）捣汁和黄明胶熬，贴风湿痛甚妙。

[方十]（鸡桐）用叶煎汤，洗泄足膝风湿痹气。

[方十一] 除风去湿，治脾胃虚弱，久积冷气，饮食减少。用草乌头一斤，苍术二斤，以去白陈皮半斤，生甘草四两，黑豆三升，水一石，同煮干，只拣乌、术晒焙为末，酒糊丸梧子大，焙干收之。每空心温酒下二三十丸，觉麻即渐减之，名乌术丸。

[方十二] 老人腰痛及腿痛。用棠梂子、鹿茸炙等分，为末，蜜丸梧子大。每服百丸，日二服。

二、脚气

[方一] 脚气疼痛。羊角一副，烧过为末。热酒调涂，以帛裹之，取汗，永不发也。

[方二] 脚气膝浮。（甘松香）煎汤淋洗。

[方三] 疗脚气风毒胫肿。（三白草根）捣酒服，亦甚有验。

[方四] 寒湿脚气。亦宜以（熟艾）夹入袜内。

[方五]（麦麸）醋蒸，熨手足风湿痹痛，寒湿脚气，互易至汗出，并良。

[方六] 诸风及寒湿脚气。（曼陀罗花）煎汤洗之。

［方七］（麂皮）作靴、袜，除湿气脚痹。

［方八］（樟脑）着鞋中，去脚气。

［方九］（莱菔）煎汤，洗脚气。

卷十一·痈疽发背方

［方一］痈疽已成。（枫香脂根叶）擂酒饮，以滓贴之。

［方二］痈疽腮肿。取（扶桑）叶（或花）同白芙蓉叶、牛蒡叶、白蜜研膏敷之，即散。

［方三］（鼠皮）烧灰，封痈疽口冷不合者。

［方四］（驴悬蹄）烧灰，敷痈疽，散浓血。

［方五］主痈疽将溃。（纸钱）以筒烧之，乘热吸患处。其灰止血。其烟久嗅，损人肺气。

［方六］草纸作捻，纤痈疽，最拔脓。蘸油燃灯，照诸恶疮浸淫湿烂者，出黄水，数次取效。

［方七］痈疽有虫。鹿角烧末，苦酒和涂。磨汁亦可。

［方八］（荞麦秸）烧灰淋汁取碱，熬干，同石灰等分，蜜收。能烂痈疽，蚀恶肉，去靥痣，最良。

［方九］痈疽疔肿，一切恶疮。金丝草、忍冬藤、五叶藤、天荞麦等分，煎汤温洗。黑色者，加醋。又铁箍

散：用金丝草灰二两，醋拌晒干，贝母五两，去心，白芷二两，为末，以凉水调贴疮上，香油亦可。或加龙骨少许。

　　[方十]痈疽恶疮，杨梅诸疮。水银一两，朱砂、雄黄各二钱半，白矾、绿矾各二两半，研匀罐盛，灯盏盖定，盐泥固济，文武火炼，升罐口扫收。每以三钱，入乳香、没药各五分，洒太乙膏帖之，绝效，名曰五宝霜。

　　[方十一]（豌豆）研末，涂痈疽痘疮。

　　[方十二]（黄大豆）研末，熟水和，涂痘后痈。

　　[方十三]痈疖已溃。芫花根皮搓作捻，插入，则不生合，令脓易竭也。

　　[方十四]痈疽发背不起，瘀肉不腐，及阴疮瘰疬流注，臁疮顽疮。（桑柴火）燃火吹灭，日灸二次，未溃拔毒止痛；已溃补接阳气，去腐生肌。

　　[方十五]万应膏治一切痈疽发背，无头恶疮，肿毒疔疖，一切风痒，臁疮杖疮，牙疼喉痹。五月五日采苍耳根叶数担，洗净晒萎细剉，以大锅五口，入水煮烂，以筛滤去粗滓，布绢再滤。复入净锅，武火煎滚，文火煎稠，搅成膏，以新罐贮封。每以敷贴，即愈。牙疼即

濒湖集简方

敷牙上，喉痹敷舌上或噙化，二三次即效。每日用酒服一匙，极有效。

[方十六]痈疽发背初起者。用獖猪腰子一双，同飞面捣如泥，涂之即愈。

[方十七]主痈疽发背。（羊屎柴）捣烂敷之，能合疮口，散脓血。干者为末，浆水调敷。

[方十八]发背痈毒，痛不可忍。龙牙草捣汁饮之，以滓敷患处。

[方十九]发背已溃。鸡肫黄皮，同绵絮焙末搽之。

[方二十]治骨疽久发，骨从中发。（白杨叶）频捣敷之。

[方二十一]（鲫鱼）酿白盐煨研，搽骨疽。

[方二十二]（鼠皮）生剥，贴附骨疽疮，即追脓出。

卷十二·疮疡方

［方一］（山丹花）蕊，敷疔疮恶肿。

［方二］主疔疮恶肿。刮箭笴茹作炷，灸二七壮。

［方三］疔疮恶核。石蒜可水煎服取汗，及捣敷之。

［方四］疔疮肿毒。马齿菜二分，石灰三分，为末，鸡子白和，敷之。

［方五］疔疮肿毒。端午采豨莶草，日干为末，每服半两，热酒调下。汗出即愈，极有效验。

［方六］小金丝膏治一切疮疖肿毒。沥青、白胶香各二两，乳香二钱，没药一两，黄蜡三钱，又以香油三钱，同熬至滴下不散，倾入水中，扯千遍收贮。每捻作饼，贴之。

［方七］（乌蔹莓）根擂酒服，消疖肿，神效。

［方八］痘疮出不爽快。（荔枝壳）熬汤饮之。

［方九］疮肿初起。泽兰捣封之，良。

［方十］（焊猪汤）洗诸疮，良。

濒湖集简方

[方十一] 疮口不收。五倍子焙，研末，以腊醋脚调，涂四围，效。

[方十二] 疮口不合。鸡膍胵皮，日贴之。

[方十三] （冬瓜叶）焙研，敷多年恶疮。

[方十四] （鳗鲡鱼骨及头）烧灰，敷恶疮。

[方十五] （紫金藤）捣，敷恶疮肿毒。

[方十六] 治恶疮肿毒。内食一枚（马槟榔核仁），冷水下；外嚼涂之，即无所伤。

[方十七] 恶疮肿毒。用松木上（白蚁泥）者，同黄丹各炒黑，研和香油涂之，取愈乃止。

[方十八] 诸恶疮肿，胻疮溃烂久者。以水煮（女贞叶）趁热贴之，频频换易，米醋煮亦可。

[方十九] （黄鼠肉）煎膏帖疮肿，解毒止痛。

[方二十] 一切疮毒及毒箭伤。（猪腰子）研细，酒服一二钱，并涂之。

[方二十一] 一切疮毒。蟾酥一钱，白面二钱，朱砂少许，井华水调成小锭子，如麦大。每用一锭，井华水服。如疮势紧急，五七锭。葱汤亦可，汗出即愈。

[方二十二] 治一切风痛风疮。以（百棱藤）五

斤剉，水三斗，煮汁五升，熬膏。每酒服一匙，日三服。

[方二十三] 月蚀耳疮。旋覆花烧研，羊脂和涂上。

[方二十四] 月蚀耳疮。用角蒿灰掺之，良。

[方二十五] （蛙）烧灰，涂月蚀疮。

[方二十六] 血风臁疮。生虾，黄丹捣贴之，日一换。

[方二十七] 臁疮热疮。黄柏木一两，轻粉三钱，猪胆汁调，搽之。或只用蜜炙黄柏木一味。

[方二十八] 胫臁疮，（白棘叶）捣敷之。亦可晒研，麻油调敷。

[方二十九] （水龟甲）烧灰，敷臁疮。

[方三十] （三岁陈枣核中仁）烧研，掺胫疮，良。

[方三十一] 瘑疮。（鲫鱼）鲊批片贴之，或同桃叶捣敷，杀其虫。

[方三十二] 马汗入疮。干冬瓜烧研，洗净敷之。

[方三十三] 疗马汗气入疮，痛肿。（马头骨）烧灰敷之，白汁出，良。

[方三十四] 马汗气入疮或马毛入疮，肿痛烦热，入腹杀人。烧马鞭皮末，和膏敷之。

濒湖集简方

[方三十五] 主驴马汗入疮肿痛。（冬瓜皮）阴干为末涂之。

[方三十六] 蜘蛛尿、蠼螋尿疮。（簟）取旧者烧灰敷之。

[方三十七] 治狐尿刺疮肿痛。取马鞭稍二寸，鼠屎二七枚，烧研，和膏敷之。

[方三十八] 山岚瘴毒疮毒，并中诸毒。以（锦地罗）研，生酒服一钱匕，即解。

[方三十九] 蛇缠恶疮。镜面草，入盐杵烂，敷之，妙。

[方四十] 脚肚风疮如癞。桐油、人乳等分，扫之。数次即愈。

[方四十一] 脚膝烂疮。金星草背上星，刮下敷之，即干。

[方四十二] 脚上臭疮。熟鸡子黄一个，黄蜡一钱，煎油涂之。

[方四十三] 灸疮不发。酸浆叶贴之。

[方四十四] 主炼眉疮、汤火疮。（甘锅）研末，入轻粉少许，敷之。

卷十三·瘰疬瘿瘤方

[方一]瘰疬。刺破，猫涎涂之。

[方二]瘰疬初起，气壮人，用芫根擂水一盏服，大吐利，即平。黄州陈大用所传。

[方三]瘰疬经年。木鳖仁二个，去油研，以鸡子白和入瓶内，安甑中蒸熟。食后食之，每日一服，半月效。

[方四]（黄颡鱼）烧灰，治瘰疬久溃不收敛，及诸恶疮。

[方五]瘰疬溃烂。用黑色蛤蟆一枚，去肠焙研，油调敷之。忌铁器。

[方六]项下瘰疬。用羊脱脰（即羊胃）烧灰，香油调敷。

[方七]（田螺肉）烧研，治瘰疬癣疮。

[方八]治九漏。（烛烬）同阴干马齿苋等分，为末，以泔水洗净，和腊猪脂敷之，日三上。

[方九]腮颊热肿。赤小豆末，和蜜涂之，一夜即

消。或加芙蓉叶末尤妙。

［方十］（白杨木皮）煎水酿酒，消瘿气。

［方十一］腋下瘤瘿。用长柄茶壶卢烧存性，研末搽之，以消为度。一府校老妪右腋生一瘤，渐长至尺许，其状如长瓠子，久而溃烂。一方士教以此法用之，遂出水，消尽而愈。

卷十四·肿毒方

［方一］治肿毒初起。（皂荚簝）磨醋涂之，良。

［方二］肿毒初发。（甘蕉叶）研末，和生姜汁涂之。

［方三］肿毒初起。白芥子末，醋调涂之。

［方四］（野芋）其叶捣，涂毒肿初起无名者，即消。

［方五］（蛇黄）磨汁，涂肿毒。

［方六］无名肿毒。翻白草根五七个，煎酒服之。

［方七］肿毒已破。青大麦去须，炒暴花为末，敷之。成腐，揭去又敷。数次即愈。

［方八］（新炊饭）乘热敷肿毒，良。

［方九］一切肿毒。野芫荽一把，穿山甲烧存性七分，当归尾三钱，擂烂，入酒一碗，绞汁服，以渣敷之。

［方十］一切肿毒。五倍子炒紫黑色，蜜调，涂之。

［方十一］（荠菜）捣敷诸肿毒，火丹游肿。

［方十二］（萝摩子）取汁，敷丹毒赤肿，及蛇虫毒，即消。

［方十三］（野鸡尾）烧灰和麻油，敷天火丹毒。

［方十四］火焰丹毒，从头起者。生葱汁涂之。

［方十五］（鸡蛋白）和赤小豆末，涂一切热毒、丹肿、腮痛，神效。

［方十六］疔肿恶毒。（苍耳蠹虫）烧存性研末，油调涂之，即效。或以麻油浸死收贮，每日一二枚捣敷，即日毒散，大有神效。

［方十七］头疖肿毒。（茇香根）碾末，麻脂调涂，七日腐落。

［方十八］暑月生疖。（黄杨木叶）捣烂涂之。

［方十九］软疖频发。翠玉膏：用通明沥青八两，铜绿二两，麻油三钱，雄猪胆汁三个。先溶沥青，乃下油、胆，倾入水中扯拔，器盛。每用绯帛摊贴，不须再换。

［方二十］疔肿初起。用面围住，以针乱刺疮上。铜器煎醋沸，倾入围中，令容一盏。冷即易，三度根即出也。

［方二十一］疔肿初起。王不留行子为末，蟾酥丸黍米大，每服一丸，酒下，汗出即愈。

［方二十二］（鬼盖）烧灰治疔肿，以针刺破四边，

纳灰入内，经宿出根。（鬼盖亦土菌之类，朝生夕死者）

［方二十三］食牛马六畜肉，生疔肿欲死。（乌桕木叶）捣自然汁一二碗，顿服得大利，去毒即愈。未利再服。冬用根。

［方二十四］疔肿。（烛烬）同胡麻、针砂等分，为末，和醋敷之。

［方二十五］治痈肿未成脓。（牛耳垢）封之即散。

［方二十六］痈肿初起。以热汤频沃之，即散也。

［方二十七］无名痈肿，疼痛不止。山漆磨米调涂即散。已破者，研末干涂。

［方二十八］（蚕茧）烧灰酒服，治痈肿无头，次日即破。

［方二十九］（柳枝及根白皮）酒煮，熨诸痈肿，去风止痛消肿。

［方三十］（白瓷器）研末，敷痈肿，可代针。

［方三十一］主痈肿。（猪脑）涂纸上，贴之，干则易。

［方三十二］痈肿。（金樱子）嫩叶研烂，入少盐涂之，留头泄气。

濒湖集简方

[方三十三] 疗痈肿。（地蜈蚣草）捣涂，并末服，能消毒排脓。

[方三十四]（马鞭草苗叶）捣，涂痈肿及蠼螋尿疮、男子阴肿。

[方三十五] 消痈肿。（黄蜀葵花）浸油，涂汤火伤。

[方三十六]（麦粉）醋熬成膏，消一切痈肿，汤火伤。

卷十五·疝气方

[方一] 疝气痛。（杉子）一岁一粒，烧研酒服。

[方二] 偏坠疝气。（甘锅）研末，热酒调服二钱。

[方三] 偏坠气痛。用五倍子一个，放食盐少许在内，以火纸包定，用水浸湿，放文武火灰内，煨存性，为末，酒调服。

[方四] 疝气坠痛。用猪脬一枚，洗，入小茴香、大茴香、破故纸、川楝子等分填满，入青盐一块敷定，酒煮熟食之，酒下。其药焙捣为丸，服之。

[方五] 疝入囊痛。临发时（楝叶）煎酒饮。

[方六] 偏坠肿痛。苏方木二两，好酒一壶煮熟，频饮立好。

[方七] 疝气癫痛。用荔枝核炒黑色，大茴香炒等分，为末，每服一钱，温酒下。

[方八] 疝癫胀痛及小肠气。香附末二钱，以海藻一钱煎酒，空心调下，并食海藻。

濒湖集简方

［方九］（山楂核）吞之，化食磨积，治癞疝。

［方十］血疝初起。胡椒菜叶接，按揉之。

［方十一］小肠疝气。鸡子黄搅，温水服之，三服效。

［方十二］小肠疝气及阴核肿痛。炒研（橘核）五钱，老酒煎服，或酒糊丸服，甚效。

［方十三］小肠气坠。用大茴香一两，花椒五钱，炒研。每酒服一钱。

［方十四］小肠气痛，绕脐冲心。连蒂老丝瓜烧存性，研末。每服三钱，热酒调下。甚者不过二三服，即消。

卷十六·痔瘘方

〔方一〕肛门肿痛，欲作痔疮。急用屠刀磨水服，甚效。

〔方二〕肛门肿痛。生苎根捣烂，坐之，良。

〔方三〕（白花菜）煎水洗痔。

〔方四〕（桃枭）烧烟熏痔疮。

〔方五〕解热毒及痔疮初起。（鹅胆）频涂抹之，自消。

〔方六〕痔疮肿痛者。虎耳草阴干，烧烟桶中熏之。

〔方七〕（稻杆）烧灰淋汁，浸肠痔。

〔方八〕（羊蹄叶）连根烂蒸一碗食，治肠痔泻血甚效。

〔方九〕大肠气痔，作痛下血。百药煎末，每服三钱，稀粥调服，日二次。

〔方十〕大肠痔疾。蟾蜍一个，以砖砌四方，安于内，泥住，火煅存性为末。以猪广肠一截，扎定两头，煮熟碎切，蘸蟾末食之。如此三四次，其痔自落。

[方十一] 肛门痔痛。用木鳖仁带润者，雌雄各五个，乳细作七丸，碗覆湿处，勿令干。每以一丸，唾化开，贴痔上，其痛即止，一夜一丸，自消也。江夏铁佛寺蔡和尚病此，痛不可忍，有人传此而愈。用治数人皆有效。

[方十二] 痔疮肿痛。石胡荽捣，贴之。

[方十三] 痔疮。冬至日取冻青树子，盐酒浸一夜，九蒸九晒，瓶收。每日空心酒吞七十粒，卧时再服。

[方十四]（鸡胆）水化搽痔疮，亦效。

[方十五]（鸭蛋）涂痔核，良。又点赤目初起，亦效。

[方十六] 痔疮风肿作痛。胡麻子煎汤洗之，即消。

[方十七]（田螺肉）捣烂取水，搽痔疮，狐臭。

[方十八] 肛门鼠痔。蜘蛛丝缠之，即落。

[方十九] 外痔长寸。用槐花煎汤，频洗，并服之，数日自缩。

[方二十] 虫痔里急。槟榔为末，每日空心以白酒调服二钱。

[方二十一] 五痔作痛。桃根，水煎之，浸洗之，当

有虫出。

［方二十二］五痔下血肛痛。（鲚鱼肉）同葱煮食之。

［方二十三］痔瘘肿痛。褚叶半斤，捣烂封之。

［方二十四］痔瘘下血。苜蓿子、芸薹子、荆芥子、芫荽子、莴苣子、蔓菁子、萝卜子、葱子等分，以大鲫鱼一个去鳞、肠，装药在内，缝合，入银、石器内，上下用火炼熟，放冷为末。每服二钱，米饮下，日二服。

［方二十五］（鳗鲡鱼骨及头）烧熏痔瘘，杀诸虫。

［方二十六］痔瘘有虫。（鲤鱼肠）切断炙熟，帛裹坐之，俱以虫尽为度。

［方二十七］瘘疮有虫。八月中旬多取斑蝥，以苦酒浸半日，晒干。每用五个，铜器炒熟为末，巴豆一粒，黄犬背上毛二七根炒研，朱砂五分，同和苦酒顿服，其虫当尽出也。

［方二十八］痔瘘有虫。（杜鹃肉）薄切炙热，贴之，虫尽为已。

［方二十九］（鳝鱼肉）专贴一切冷漏、痔瘘、臁疮，引虫。

濒湖集简方

[方三十] 一切痔瘘。（苦瓠花）霜后收曝，研末敷之。

[方三十一] 鼠瘘不消。通草煮汁酿酒，日饮。

[方三十二] 漏疮肿痛。柳根红须，煎水日洗。

[方三十三] 一切漏疮。（鹿皮）烧灰和猪脂纳之，日五六易，愈乃止。

卷十七·蛇虫咬伤方

〔方一〕诸虫蛇伤。艾灸数壮，甚良。

〔方二〕诸蛇伤毒。桂心、栝楼等分，为末，竹筒密塞。遇毒蛇伤，即敷之。塞不密，则不中用也。

〔方三〕蛇伤。（凤仙花）擂酒服，即解。

〔方四〕蛇咬。（鹗嘴）烧存性研末，一半酒服，一半涂之。

〔方五〕（蕨）根烧灰油调，敷蛇、蝎伤。

〔方六〕蛇虺咬伤。蜘蛛捣烂，敷之，甚效。

〔方七〕蛇虺螫伤。（玉簪叶）捣汁和酒服，以渣敷之，中心留孔泄气。

〔方八〕蛇、虫、蜈蚣螫者，（耳塞）涂之，良。

〔方九〕（桑皮中白汁）涂蛇、蜈蚣、蜘蛛伤，有验。

〔方十〕蛇虺螫伤肿痛。（鼹鼠粪）研末，猪脂调涂。

〔方十一〕（薄荷）叶汁涂蜂螫、蛇伤。

〔方十二〕治蜂虿螫，（野芋）涂之良。

濒湖集简方

[方十三] 蜂虿螫伤。野苋揉擦之。

[方十四] （续随子）捣叶，敷蝎螫立止。

[方十五] （乌贼鱼骨烧存性）同白矾末吹鼻，治蝎螫疼痛。

[方十六] 制蜈蚣、蝎虿毒，（蜗牛）研烂涂之。

[方十七] （铁锈）醋磨，涂蜈蚣咬。

[方十八] 蜈蚣伤者，（地蜈蚣草）入盐少许捣涂，或末敷之。

[方十九] （芋）汁，涂蜘蛛伤。

[方二十] 蜘蛛伤，频治不愈者。捣（萝摩子）封二三度，能烂丝毒，即化作脓也。

[方二十一] （鸡屎白，即雄鸡屎）以醋和，涂蜈蚣、蚯蚓咬毒。

[方二十二] 蚯蚓咬疮。（鸭血）涂之，即愈。

[方二十三] 鼷鼠咬人成疮。用（狸膏）摩之，并食狸肉。

[方二十四] （蛇蜕）煮汤，洗诸恶虫伤。

[方二十五] （山豆根）研汁涂诸热肿秃疮、蛇狗蜘蛛伤。

［方二十六］治犬咬，热灰敷之。

［方二十七］狗咬成疮。白果仁嚼细，涂之。

［方二十八］（酱汁）涂狾犬咬及汤火伤灼未成疮者，有效。

［方二十九］治狾犬伤，发狂。（虎牙）刮末，酒服方寸匕。

［方三十］狾犬伤人。干姜末，水服二匕（生姜汁服亦良），并以姜炙热熨之。

［方三十一］虎爪伤人。刺猬脂，日日敷之，内服香油。

［方三十二］虎咬虫伤。山漆研末，米饮服三钱，仍嚼涂之。

卷十八·金镞竹木伤方

［方一］金疮出血。（鹿蹄草）捣涂即止，又涂一切蛇虫犬咬毒。

［方二］金疮出血。韭汁和风化石灰，日干，每用为末，敷之效。

［方三］金疮出血。五月五日采（金樱叶），同桑叶、苎叶等分，阴干研末敷之，血止口合，名军中一捻金。

［方四］金疮血出，及汤火伤灼。取（杉）老树皮烧存性，研敷之。或入鸡子清调敷，一二日愈。

［方五］止金疮、诸疮出血不止，及治疮口不敛。取（壁钱）茧频贴之。

［方六］遇有金疮折损者。（苎麻）研末，敷之，即时血止，且易痂也。

［方七］金疮及伤损，血出不已。（稗苗根）捣敷，或研末掺之即止，甚验。

［方八］五月五日（牡鼠）同石灰捣收，敷金疮，

神效。

［方九］刀斧金疮。端午午时，取晚蚕蛾、石灰、茅花，捣成团，草盖令发热过，收贮。每用，刮下末掺之。

［方十］金疮踒折。通草煮汁酿酒，日饮。

［方十一］刀斧伤疮。荷叶烧研，搽之。

［方十二］刀箭伤疮。香白芷嚼烂，涂之。

［方十三］金刃斧伤。用独壳大栗研敷，或仓卒嚼敷亦可。

［方十四］箭镞入肉。用天水牛取一角者，小瓶盛之，入硇砂一钱，同水数滴在内。待自然化水，取滴伤处即出也。

［方十五］箭镞不出。（鼠肝）捣，涂之。

［方十六］针箭入肉。象牙刮末，水和敷之，即出也。

［方十七］竹刺入肉。取（灶马）一枚捣敷。

［方十八］治针刺入肉。以（乌鸦翅羽）三五枚，炙焦研末，醋调敷之，数次即出，甚效。

［方十九］刺伤风水。刮箭下漆涂之。

［方二十］误吞金银铜铁在腹。（白炭）烧红，急为末，煎汤呷之；甚者，刮末三钱，井水调服，未效再服。

濒湖集简方

[方二十一] 吞铜、铁入腹者。（貘尿）水和服之，即化为水。

[方二十二]（鲫鱼胆）取汁，点喉中，治骨鲠竹刺不出。

[方二十三] 藤纸烧灰，敷破伤出血，及大人小儿内热，衄血不止。用故藤纸（瓶中烧存性）二钱，入麝香少许，酒服。仍以纸捻包麝香，烧烟熏鼻。

[方二十四] 破伤风病。用蟾二两半，切剁如泥，入花椒一两，同酒炒熟，再入酒二盏半，温热服之。少顷通身汗出，神效。

[方二十五] 破伤中风。手足十指甲，香油炒研，热酒调，呷服之，汗出便好。

[方二十六]（大蒜）煮汁饮，治角弓反张。

卷十九·跌打损伤方

［方一］治打扑伤损。（水龟血）和酒饮之，仍捣生龟肉，涂之。

［方二］跌打伤损。水桐树皮，去青留白，醋炒捣敷。

［方三］跌打伤损。姜汁和酒调生面，贴之。

［方四］折伤瘀损。白面、栀子仁同捣，以水调，敷之即散。

［方五］损伤瘀肿。泽兰捣封之，良。

［方六］打扑伤痕，瘀血滚注，或作潮热者。大黄末，姜汁调涂。一夜，黑者紫；二夜，紫者白也。

［方七］折伤跌扑出血。三七叶敷之，即止，青肿经夜即散。

［方八］（羊皮）湿皮卧之，散打伤青肿。

［方九］瘀血作痛。赤雹子（王瓜子）烧存性，研末。无灰酒空心服二钱。

［方十］杖疮肿痛。新石灰、麻油调搽，甚妙。

［方十一］（芭芒茎）煮汁服，散血。

［方十二］凡血气痛及伤损者。（白狗胆）热酒服半个，瘀血尽下。

［方十三］（鼠粪）烧存性，敷折伤，疔肿诸疮、猫犬伤。

［方十四］（小麦面）敷痈肿、损伤，散血止痛。

［方十五］伤损接骨。（鹰骨）烧灰，每服二钱，酒服，随病上、下，食前、食后。

［方十六］折伤接骨。（铜钴铒）捣末研飞，和少酒服，不过三方寸匕，又盛灰火，熨脐腹冷痛。

［方十七］闪拗手足。生姜、葱白捣烂，和面炒热，盒之。

［方十八］闪挫腰痛者。（神麴）煅过淬酒，温服，有效。

［方十九］（庵茴子）擂酒饮，治闪挫腰痛，及妇人产后血气痛。

［方二十］凡手足掣痛，不仁不随者。朽木煮汤，热渍痛处，甚良。

［方二十一］治腰脚肢腿痛。（葡萄根及藤叶）煎汤

淋洗之良。

[方二十二] 一人病手臂一块肿痛，用蓖麻捣膏贴之，一夜而愈。

[方二十三]（干苔）汤浸捣，敷手背肿痛。

[方二十四] 代指忽然肿痛。（梅核仁）捣烂，和醋敷之。

卷二十·皮肤病证方

一、皮肤瘙痒

[方一] 风瘙隐疹。锈铁磨水，涂之。

[方二] 风瘙隐疹。赤小豆、荆芥穗等分，为末，鸡子清调，涂之。

[方三] （慈姑叶）调蚌粉，涂瘙痱。

[方四] 热痱。（楝花）焙末掺之。

[方五] （豆黄）生嚼，涂阴痒汗出。

[方六] 阴汗作痒。大蒜、淡豉捣丸梧子大，朱砂为衣，每空腹灯心汤下三十丸。

[方七] 妇人阴痒。蛇床子一两，白矾三钱，煎汤频洗。

[方八] 阴下湿汗。滑石一两，石膏煅半两，枯白矾少许，研掺之。

[方九] 漆疮瘙痒。苋菜煎汤，洗之。

[方十] 漆毒生疮。白菜叶捣烂，涂之。

〔方十一〕脚缝瘙痒，或疮有窍，出血不止。（尿桶）烧灰，敷之。年久者佳。

〔方十二〕脚指缝烂。滑石一两，石膏煅半两，枯白矾少许，研掺之。

二、疥癣

〔方一〕疥疮瘙痒。油核桃一个，雄黄一钱，艾叶杵熟一钱，捣匀绵包，夜卧裹阴囊，历效。勿洗。

〔方二〕（黄大豆豆油）涂疮疥，解发脏。

〔方三〕（乌桕木油）涂一切肿毒疮疥。

〔方四〕（鼬鼠肉）煎油，涂疮疥，杀虫。

〔方五〕取（桑）枝烧沥，治大风疮疥，生眉发。

〔方六〕风疮疥癣作痒。（何首乌茎叶）煎汤洗浴，甚效。

〔方七〕疥癣虫疮。用（河豚）子同蜈蚣烧研，香油调，搽之。

〔方八〕（螃蟹）捣膏，涂疥疮、癣疮。

〔方九〕（柏实）烧沥，泽头发，治疥癣。

〔方十〕头疮白秃、疥疮风癣、痒痛流水。取牛皮灶岸（烟胶）为末，麻油调涂。或和轻粉少许。

［方十一］疮肿、疥癣、䗪疱，五更未语者。（津唾）频涂擦之。

［方十二］治积年癣，天阴即痒，搔出黄水者。（狼把草）捣末，掺之。

［方十三］（鸡冠血）涂诸疮癣，蜈蚣、蜘蛛毒，马啮疮，百虫入耳。

［方十四］（野芋）醋摩，敷虫疮恶癣。

［方十五］癣疮。取旧靴底烧灰，同皂矾末掺之。先以葱椒汤洗净。

［方十六］（三白草根）煎汤，洗癣疮。

［方十七］癣疮。频挼（丝瓜叶）掺之。

［方十八］浑身疥癞。端午日午时采翻白草，每用一握，煎水洗之。

［方十九］白秃癞疮。洗刮令净，以猪胞乘热裹之，当引虫出。

［方二十］大风恶癞。三月、四月采天雄、乌头苗及根，去土勿洗，捣汁，渍细粒黑豆，摩去皮不落者，一夜取出，晒干又浸，如此七次。初吞三枚，渐加至六七枚。禁房室、猪、鱼、鸡、蒜，犯之即死。

三、烧伤、冻伤

〔方一〕主汤火伤。（赤土）研末，涂之。

〔方二〕（垣衣）烧灰油和，敷汤火伤。

〔方三〕（蛤蜊粉）油调，涂汤火伤。

〔方四〕（蛇莓汁）敷汤火伤，痛即止。

〔方五〕（杨梅树皮及根）烧灰油调，涂汤火伤。

〔方六〕汤火烧灼。大麦烧黑，研末，油调搽之。

〔方七〕汤火烧灼。即以酸醋淋洗，并以醋泥涂之甚妙，亦无瘢痕也。

〔方八〕汤火烧灼。旧壶卢瓢烧灰，敷之。

〔方九〕（小麦）烧存性，油调，涂诸疮汤火烧伤灼。

〔方十〕汤火伤灼。（山茶花）研末，麻油调涂。

〔方十一〕（莱菔）生捣，涂打扑、汤火伤。

〔方十二〕汤火疮。（栎木皮）烧灰，油调敷。

〔方十三〕痈疽，汤火伤灼。（龙舌草）捣，涂之。

〔方十四〕冻疮。取（鸭脑）涂之良。

〔方十五〕（野鸡脑）涂冻疮。

〔方十六〕足上冻疮。以醋洗足，研藕，敷之。

〔方十七〕（螃蟹壳）烧存性。蜜调，涂冻疮，及蜂蛋伤。

[方十八] 冻脚裂圻。蒸熟藕，捣烂，涂之。

四、头面疮

[方一] 治少年气盛，面生疮疱。化（麇）脂，涂之。

[方二] （鲫鱼）酿附子，炙焦，同油涂头疮、白秃。

[方三] 头面黄烂疮。十字道上土，同灶下土等分，敷之。

[方四] （桃花）研末，敷头上肥疮、手足病疮。

[方五] 面上风粟，或青或黄赤，隐暗涩痛，及人唇上生疮者。本家勺上刮去唇砂一二粒，即安。

[方六] 麻疮。（苦瓠蔓）煎汤，浴之即愈。

[方七] 火带疮。白鳝泥，水洗取泥炒研，香油调敷。

五、天泡疮

[方一] 天泡湿疮。龙葵苗叶捣，敷之。

[方二] 天泡湿疮。生百合捣涂，一二日即安。

[方三] 天泡湿疮。丝瓜汁调辰粉，频搽之。

[方四] 天泡水疮。黄药子末，搽之。

［方五］天泡热疮。蓝叶敷之，良。

［方六］治黄水脓疮。（木槿子）烧存性，猪骨髓调，涂之。

［方七］（蚬烂壳）烧灰，涂一切湿疮。

六、杨梅疮

［方一］杨梅恶疮。粉霜一味搽之。

［方二］杨梅毒疮，乃阴阳积热所生。槐花四面略炒，入酒两盏，煎十余沸，热服。胃虚寒者勿用。

［方三］杨梅疮烂。古墙上螺蛳壳、辰砂等分，片脑少许，为末，搽之。

［方四］俗传白花蛇丸，治杨梅疮。先服发散药，后服此。用花蛇肉（酒炙）、龟板（酒炙）、穿山甲（炙）、蜂房（炙）、汞粉、朱砂各一钱，为末，红枣肉捣，丸梧子大。每服九丸，冷茶下，日三。忌鱼肉。服尽即愈，后服土茯苓药调之。

［方五］杨梅疮痘，小如指顶，遍身者。先服败毒散，后用此解皮肤风热，不过十服愈。用栝楼皮为末。每服三钱，烧酒下，日三服。

［方六］杨梅疮癣。水萍煎汁，浸洗半日。数日

一作。

[方七] 杨梅疮筋骨痛。（椰子壳）烧存性，临时炒热，以滚酒泡服二三钱，暖覆取汗，其痛即止，神验。

七、便毒、阴疮

[方一] 便毒初发。千步峰用生姜蘸醋，磨泥，涂之。

[方二] 便毒初起。以胡桃同嚼食二三枚，能消便毒。便毒属肝，金伐木也。

[方三] 便毒初起。芫根擂水服，以渣敷之，得下即消。黄州熊珍所传。

[方四] 鱼口便毒。五倍子不拘多少，以净瓦器盛之，用陈醋熬成膏，用绵布摊贴之。如干即换，三五次即愈。

[方五] 阴毒。鸡血冲热酒饮。

[方六] （灯心草）烧灰入轻粉、麝香，治阴疮。

[方七] （鬼笔）研末，敷下疳疮。鬼笔，此亦鬼盖之类而无伞者。

[方八] 下疳。（象皮）烧灰和油敷之。又治金疮不合。

[方九] （鲫鱼）酿砒烧研，治急疳疮。

[方十] （鲫鱼胆）取汁，涂疳疮、阴蚀疮，杀虫止痛。

［方十一］蛀干阴疮。（桐油伞纸）烧灰，出火毒一夜，敷之，便结痂。

［方十二］男子阴疮有二种：一者阴蚀作臼，脓出；一者只生热疮。热疮用黄柏、黄芩等分煎汤，洗之；仍以黄柏、黄连作末，敷之。

［方十三］妒精阴疮。铅粉二钱，银杏仁七个，铜铫内炒至杏黄，取杏取粉，出火毒，研搽效。

［方十四］妒精疮。（青纸）以唾粘贴，数日即愈，且护痛也。弥久者良。上有青黛，杀虫解毒。

［方十五］外肾生疮。绿豆粉、蚯蚓粪等分，研涂之。

八、阴囊肿痛

［方一］（牡蒿苗）擂汁服，治阴肿。

［方二］肾肿如斗。荔枝核、青橘皮、茴香等分，各炒研。酒服二钱，日三。

［方三］阴肾肿痛。荔枝核烧研，酒服二钱。

［方四］阴囊肿痛。葱白、乳香捣涂，即时痛止肿消。又方：用煨葱入盐，杵如泥，涂之。

［方五］阴癀肿痛偏坠，或小肠疝气，下元虚冷，久不愈者，沉香内消丸主之。沉香、木香各半两，胡芦巴

酒浸炒，小茴香炒，各二两，为末，酒糊丸梧子大。每服五七十丸，盐酒下。

[方六] 阴囊癞肿。莴苣子一合捣末，水一盏，煎五沸，温服。

[方七] 阴肾癞肿。橄榄核、荔枝核、山楂核等分，烧存性，研末。每二钱，空心茴香汤调下。

[方八] 阴癞囊肿。木莲，即木馒头，烧研，酒服二钱。

[方九] 阴癞囊肿。木馒头子、小茴香等分，为末。每空心，酒服二钱，取效。

九、腋臭

[方一] 狐臭。（龙眼核）六枚，同胡椒二七枚研，遇汗出即擦之。

[方二] 腋下狐臭。浆水洗净，油调密陀僧，涂。以一钱，用热蒸饼一个，切开掺末夹之。

[方三] 腋臭，又疗下疳疮。（镜锈）同五倍子末等分，米泔水洗后敷之。

十、斑痕

[方一] 去汗斑，（酸模）同紫萍捣擦，数日即没。

[方二] （银杏核仁）嚼浆涂鼻、面、手、足，去皶

疱野黯皴皱，及疥癣、痦蜃、阴虱。

［方三］治赤疵。（鳝鱼血）同蒜汁、墨汁频涂之。

［方四］（藜茎茎）烧灰，和荻灰、蒿灰等分，水和蒸，取汁煎膏。点疣赘、黑子，蚀恶肉。

［方五］（猪）颊骨烧灰，治痘陷。

［方六］痘疮倒靥。用一匙（猪尾血），调龙脑少许，新汲水服。

［方七］（白狗屎）烧灰服，发痘疮倒靥，治霍乱癥积，止心腹痛，解一切毒。

［方八］（狗蝇）擂酒服，治痘疮倒靥。

［方九］人身上生肉丁者。（胡麻花）擦之即愈。

［方十］抓伤面皮。香油调铅粉搽之，一夕愈。

［方十一］冬月面目手足皴瘃。（大麦苗）煮汁洗之。

［方十二］治手足皲裂出血。以酒化（猪脑）洗，并涂之。

［方十三］手足皲裂。生白果嚼烂，夜夜涂之。

［方十四］嵌甲。胡桃皮烧灰贴。

［方十五］脚底木硬。牛皮胶，生姜汁化开，调南星末涂上，烘物熨之。

濒湖集简方

[方十六] 远行足趼。水调半夏末涂之。

[方十七]（茄蒂）生切，擦癜风。

[方十八] 韭叶上露去白癜风，旦旦涂之。

卷二十一·妇科病证方

一、月经病和带下病

［方一］女人血崩。贯众半两，煎酒服之，立止。

［方二］妇人血崩。三七研末，同淡白酒一二钱服，三服可愈。加五分入四五汤，亦可。

［方三］妇人血崩。黄绢灰五分，棕榈灰一钱，贯众灰、京墨灰、荷叶灰各五分，水、酒调服，即止。

［方四］阿伽陁丸治妇人血崩。用胡椒、紫檀香、郁金、茜根、小柏皮等分，为末，水丸梧子大。每服二十丸，阿胶汤下。

［方五］（蒲扇）烧灰酒服一钱，止盗汗，及妇人血崩，月水不调。

［方六］妇人白崩。扶杨皮半斤，牡丹皮四两，升麻、牡蛎（煅）各一两。每用一两，酒二钟，煎一钟，食前服。

［方七］血崩不止。乌梅肉七枚，烧存性研末。米饮

服之，日二。

[方八] 血崩不止。漆器灰、棕灰各一钱，柏叶煎汤下。

[方九] 崩中下血。陈年蒸饼，烧存性，米饮服二钱。

[方十] 崩中下血。用湖鸡腿根（即翻白草）一两捣碎，酒二钱，煎一盏服。

[方十一] 崩中下血。荷叶烧研半两，蒲黄、黄芩各一两，为末。每空心，温酒服三钱。

[方十二] 赤白崩中。猪毛烧灰三钱，以黑豆一碗，好酒一碗半，煮一碗，酒服。

[方十三]（螃蟹壳）烧存性酒服，治妇人儿枕痛及白崩腹痛，消积。

[方十四]（扁豆花）焙研服，治崩带。

[方十五] 崩中漏下。石韦为末，每服三钱，温酒服，甚效。

[方十六] 月水不断。羊前左脚胫骨一条，纸裹泥封令干，煅赤，入棕榈灰等分。每服一钱，温酒服之。

[方十七] 女子经闭。茜根，色赤而气温，味微酸而带咸。色赤入营，气温行滞，味酸入肝而咸走血，手足

厥阴血分之药也。专于行血活血，俗方用治女子经水不通，以一两煎酒服之，一日即通，甚效。

[方十八] 主治女人月经断绝。（甜瓜蔓阴干）同使君子各半两，甘草六钱，为末，每酒服二钱。

[方十九] 妇人白带。（苦草）煎汤服。

[方二十] 赤白带下。白扁豆炒为末，用米饮，每服二钱。

[方二十一] 赤白带下，下元虚惫。白果、莲肉、江米五钱，胡椒一钱半，为末。用乌骨鸡一只，去肠盛药，瓦器煮烂，空心食之。

[方二十二] 疗眼目障翳，诸般淋沥，久患消渴，脏腑频泻，肠风痔瘘，年久不瘥，面色虚黄，饮食无味，妇人月水湛浊，赤白带下多年者。每日（石燕）磨汁饮之。一枚用三日，以此为准。亦可为末，水飞过，每日服半钱至一钱，米饮服，至一月，诸疾悉平。

二、胎前病

[方一] 妊娠胎动，两三月堕，预宜服此。川续断酒浸，杜仲姜汁炒去丝，各二两，为末，枣肉煮烂，杵和丸梧子大。每服三十丸，米下饮。

濒湖集简方

[方二] 疗妊娠热病。取（井底泥）敷心下及丹田，可护胎气。

[方三]（黍穰茎并根）烧灰，酒服方寸匕，治妊娠尿血。

[方四] 孕妇腹内钟鸣。鼢鼠壤土研末二钱，麝香汤下，立愈。

[方五] 胶艾汤治虚痢，及妊娠、产后下血，尤著奇效。

[方六]（白杨木皮）煎汤日饮，止孕痢。

[方七] 小便转胞。自取爪甲，烧灰水服。

[方八] 病欲去胎。苦实把豆儿（即马钱子）研膏，纳入牝户二三寸。

[方九] 毒药堕胎，女人服草药堕胎腹痛者。生白扁豆去皮，为末，米饮服方寸匕，浓煎汁饮，亦可丸服。胎气已伤未堕者，或口噤手强，自汗头低，似乎中风，九死一生。医生不识，作风治，必死无疑。

三、产后病

[方一] 产后多血。山漆研末，米汤服一钱。

[方二] 产后血胀。捣芭蕉根绞汁，温服二三合。

[方三] 妇人产后欲回乳者。（神曲）炒研，酒服二钱，日二即止，甚验。

[方四] 产后虚汗。黄芪、当归各一两，麻黄根二两。每服一两，煎汤下。

[方五] 产后露风，四肢苦烦热。头痛者，与小柴胡；头不痛者，用苦参二两，黄芩一两，生地黄四两，水八升，煎二升，分数服。

[方六] 产后咳逆，三五日不止欲死者。取（壁钱窠幕）三五个，煎汁呷之，良。

[方七] 产后阴肿。桃仁烧研，敷之。

[方八] 产后阴户燥热，遂成翻花。泽兰四两，煎汤熏洗二三次，再入枯矾煎洗之，即安。

[方九] 一妇产后子肠不收。捣蓖麻仁，贴其丹田，一夜而止。

[方十] 产后舌出不收。丹砂敷之。暗掷盆盏作堕地声惊之，即自收。

[方十一] （虎杖）研末，酒服，治产后瘀血血痛，及坠扑昏闷有效。

[方十二] 治女人血气痛，及产后恶血不尽。（红

曲）擂酒饮之，良。

[方十三]（兔头骨）烧末，敷妇人产后阴脱，痛疽恶疮。

[方十四]产后吹奶。陈皮一两，甘草一钱，水煎服，即散。

[方十五]（蛇蜕）烧末服，治妇人吹奶，大人喉风，退目翳，消木舌。

[方十六]吹奶疼痛。蜘蛛一枚，面裹烧存性，为末，酒服即止，神效。

[方十七]（鲍鱼肉）同麻仁、葱、豉煮羹，通乳汁。

[方十八]吹乳，乳痈肿痛。（萱草根）擂酒服，以滓封之。

[方十九]山慈姑叶入蜜捣，涂乳痈、便毒尤妙。

[方二十]乳汁不通。木莲二个，猪前蹄一个，烂煮食之，并饮汁尽，一日即通。无子妇人食之，亦有乳也。

四、产难

[方一]（蜀黍根）烧灰酒服，治产难有效。

[方二]产难数日不出。（大刀环）烧赤淬酒一杯，顿服。

[方三] 妇人产难横逆，胞衣不下。（铁斧）烧赤淬酒服。亦治产后血瘕，腰腹痛。

[方四] 难产。（铳楔）烧灰酒服。

[方五] 横生难产。重阳日取高粱根（名瓜龙）阴干，烧存性，研末。酒服二钱，即下。

[方六] 产难催生。凤仙子二钱，研末，水服，勿近牙。外以萆麻子随年数捣涂足心。

[方七] 催生下胎，不拘生胎死胎。萆麻二个，巴豆一个，麝香一分，研贴脐中并足心。又下生胎，一月一粒，温酒吞下。

[方八] 催生。（铁铳）烧赤，淋酒入内，孔中流出，乘热饮之，即产。旧铳尤良。

[方九] 治子死腹中，并双胎一死一生，服之令死者出，生者安，神验方也。千金神造汤：用蟹爪一升，甘草二尺，东流水一斗，以苇薪煮至二升，滤去滓，入真阿胶三两，令烊。顿服或分二服。若人困不能服者，灌入即活。

五、妇科杂病

[方一]（淡竹根）和叶煎汤，洗妇人子宫下脱。

濒湖集简方

[方二]（鲫鱼头烧研）酒服，治脱肛及女人阴脱，仍以油搽之。

[方三]（鲍鱼肉）煮汁，治女子血枯病伤肝，利肠中。

[方四]（山豆根）酒服三钱，治女人血气腹胀，又下寸白诸虫。

[方五]艾附丸治心腹少腹诸痛，调女人诸病，颇有深功。

[方六]（乌贼鱼骨）烧存性，酒服，治妇人小户嫁痛。

[方七]治女人阴蚀疮，（鸡肝）切片纳入，引虫出尽，良。

[方八]（鲫鱼）炙油，涂妇人阴疳诸疮，杀虫止痛。

[方九]妇人鳖瘕，及头上诸疮。凡人生痰核如指大红肿者，（土螱）为末，以菜子油调搽，其肿即消；或出脓，以膏药贴之。

卷二十二·儿科病证方

一、小儿头疮

［方一］小儿头疮。葱汁调腻粉涂之。

［方二］小儿头疮。鸡子黄炒出油，入麻油及腻粉末，敷之。

［方三］（鬼齿）烧存性，入轻粉少许，油调，涂小儿头疮。

［方四］小儿头疮出脓水。（鲍鱼）以麻油煎熟，取油频涂。

［方五］（甘蔗滓）烧存性，研末，乌柏油调，涂小儿头疮白秃，频涂取瘥。烧烟勿令人入目，能使暗明。

［方六］（桃枭）烧黑油调，敷小儿头上肥疮软疖。

［方七］（鸡蛋抱出卵壳）烧灰油调，涂癣及小儿头身诸疮。

［方八］小儿蜡梨头疮。取慈竹内者（竹蠹虫），捣和牛溺涂之。

［方九］小儿头身恶疮。（慈竹箨）烧散和油涂之。或入轻粉少许。

二、小儿诸疮

［方一］小儿诸疮，遍身或面上生疮，烂成孔臼，如大人杨梅疮。用蒸糯米时甑蓬四边滴下汽水，以盘承取，扫疮上，不数日即愈，百药不效者，用之神妙。

［方二］治小儿口疮。（梧桐子）和鸡子烧存性，研掺。

［方三］小儿口疮。卧时以醋调（汤瓶内碱）末，书十字两足心，验。

［方四］小儿口疮。铁锈末，水调服之。

［方五］（黍米）嚼浓汁，涂小儿鹅口疮，有效。

［方六］（鲫鱼头烧研）酱汁和，涂小儿面上黄水疮。

［方七］小儿天疱湿疮。（百合花）暴干研末，菜子油涂，良。

［方八］治小儿痘疮后生痈，（鸡尾毛）烧灰和水敷之。

［方九］小儿痘疮倒黡欲死。同人牙、猪牙、犬牙烧灰，等分研末，蜜水服一字，即便发起。

[方十] 治恶疮，小儿丹毒。（桐木皮）煎汁涂之。

[方十一] 小儿眉疮。小麦麸炒黑，研末，酒调敷之。

[方十二] （仙人掌草）焙末油调，掺小儿白秃疮。

[方十三] 小儿甜疮，生于耳面。令母频嚼白米，卧时涂之。不过三五次，即愈。

[方十四] 小儿软疖。（鳜鱼尾）贴之良。

[方十五] 小儿火丹。猪肉切片贴之。

[方十六] 小儿虫疮。用旧绢作衣，化柏油涂之，与儿穿着。次日虫皆出油上，取下爇之有声是也。别以油衣与穿，以虫尽为度。

[方十七] 小儿阴疮。猫头骨烧灰，敷之即愈。

[方十八] （大豆皮）嚼烂，敷小儿尿灰疮。

[方十九] （魁蛤连肉壳）烧存性研，敷小儿走马疳有效。

[方二十] （乌贼鱼骨）研末，敷小儿疳疮，痘疮臭烂，丈夫阴疮，烫火伤，跌伤出血。

三、小儿心系病证

[方一] 小儿惊风。（芸薹子）贴其顶囟，则引气上出也。

[方二] 小儿惊风昏迷、搐搦、窜视诸病。又治头风胀痛。视头额太阳络脉盛处，以灯心蘸麻油点灯焠之，良。

[方三] 小儿天钓惊风，发歇不定。（鹳屎）炒研半钱，入牛黄、麝香各半钱，炒蝎五枚，为末。每服半钱，新汲水服。

[方四]（田螺）烂壳研细末服之，止下血，小儿惊风有痰，疮疡脓水。

[方五] 小儿惊痫瘛疭。熊胆以竹沥化两豆许服之，去心中涎，甚良。

[方六] 小儿惊痫邪魅诸病。以桃符汤磨（雷墨）服即安。

[方七] 小儿邪热在心，夜啼不止。以二三颗灯心汤调，抹乳吮之。

[方八] 小儿夜卧不宁。（土拨鼠头骨）悬之枕边，即安。

四、小儿脾胃病证

[方一] 小儿乳癖。每用一具（雀喙及脚胫骨）煮汁服。或烧灰，米饮调服。

[方二] 治小儿疳积腹大，黄瘦骨立、头生疮、结如

麦穗。用立秋后大蛤蟆去首、足、肠，以清油涂之，阴阳瓦炙熟食之，积秽自下。连服五六枚，一月之后，形容改变，妙不可言。

［方三］（鼠肉）炙食，治小儿寒热诸疳。

［方四］（蚕蛹）为末饮服，治小儿疳瘦，长肌退热，除蛔虫。

［方五］（兔头骨）烧末，水服，治小儿疳痢。

［方六］（鹿骨）烧灰水服，治小儿洞注下痢。

［方七］（鲤鱼肉烧末）米饮调服，治大人小儿暴痢。

［方八］小儿脱肛。（蛱蝶）阴干为末，唾调半钱涂手心，以瘥为度。

［方九］小儿脱肛。五倍子为末，先以艾绒卷倍子末成筒，放便桶内，以瓦盛之。令病者坐于桶上，以火点着，使药烟熏于肛门，其肛自上。随后将白帆为末，复搽肛门，其肛自紧，再不复脱。

［方十］小儿蛔虫。楝木皮削去苍皮，水煮汁，量大小饮之。

［方十一］小儿蛔虫。用楝根皮同鸡卵煮熟，空心食之。次日虫下。

[方十二] 小儿久病后，或吐泻后生惊，转成慢脾。用蝎梢一两为末，以石榴一枚剜空，用无灰酒调末，填入盖定。坐文武火上，时时搅动，熬膏，取出放冷。每服一字，金、银、薄荷汤下。

[方十三] （驴头骨）烧灰和油，涂小儿颅解。

[方十四] （驴悬蹄）和油，敷小儿解颅，以瘥为度。

[方十五] 小儿囟陷，乃冷也。调半夏末，涂足心。

五、小儿胎毒

[方一] 预解胎毒。小儿初生，以黄连煎汤浴之，不生疮及丹毒。

[方二] 解下胎毒。小儿初生，嚼生脂麻，绵包，与儿咂之，其毒自下。

[方三] 撮口脐风，乃胎热也。用蜗牛五枚去壳，研汁涂口，取效乃止。

[方四] 撮口脐风。用蜗牛十枚，去壳研烂，入莳萝末半分研匀，涂之，取效甚良。

[方五] 预解小儿痘疹毒。（牛虱）焙研服之。

六、小儿杂病

[方一] 小儿初生，因冒寒气欲绝者，勿断脐，急烘絮包之，将胎衣烘热，用灯炷于脐下往来燎之，暖气入腹内，气回自苏。

[方二] 小儿龟喘。活鲫鱼七个，以器盛，令儿自便养之。待红，煨熟食，甚效。一女年十岁用此，永不发也。

[方三] 治小儿鬼舐头。（小儿胎屎）烧灰和腊猪脂涂之。

[方四] 小儿白秃。猪蹄甲七个，每个入白矾一块，枣儿一个，烧存性研末，入轻粉，麻油调搽，不过五上愈。

[方五] 重舌木舌。半夏二十枚，水煮过，再泡片时，乘热以酒一升浸之，密封良久，热漱冷吐之。

[方六] （乌贼鱼骨烧存性）同鸡子黄，涂小儿重舌鹅口。

[方七] 小儿断脐。即用清油调发灰敷之，不可伤水。脐湿不干，亦敷之。

[方八] （水蛇皮）烧灰油调，敷小儿骨疽脓血不

濒湖集简方

止。又治手指天蛇毒疮。

　　[方九] 小儿疝气肿硬。（古镜）煮汁服。

　　[方十] 小儿阴，被蚯蚓呵肿，令妇人以筒吹其肿处，即消。

卷二十三·眼科病证方

一、目赤肿痛

[方一]（积雪草）研汁点暴赤眼，良。

[方二]暴赤眼痛。宣黄连剉，以鸡子清浸，置地下一夜，次早滤过，鸡羽蘸滴目。

[方三]暴赤眼痛。苦竹两头留节，一头开小口，入黄连片在内，油纸封，浸井中一夜。次早服竹节内水，加片脑少许，外洗之。

[方四]男妇赤眼，十分重者。以山漆根磨汁涂四围，甚妙。

[方五]（海桐皮）煎汤，洗赤目。

[方六]（生姜）浸汁，点赤眼。

[方七]烧酒洗赤目肿痛，有效。

[方八]赤眼涩痛。（蘘荷）捣汁点之。

[方九]（风化消）用人乳和涂，去眼睑赤肿，及头面暴热肿痛。煎黄连，点赤目。

[方十] 治赤目。（泥中蛆）洗净晒研贴之。

[方十一] 赤目风肿。甘草水磨明矾敷眼胞上，效。或用枯矾频擦眉心。

[方十二] 胎赤凤眼。槐木枝如马鞭大，长二尺，作二段齐头。麻油一匙，置铜钵中。晨使童子一人，以其木研之，至瞑乃止。令仰卧，以涂目，日三度瘥。

[方十三] 灯心蘸（鸡胆）点胎赤眼，甚良。

[方十四] 以灯心蘸麻油点灯，烧铜匙柄熨烙眼弦内，去风退赤，甚妙。

[方十五] 主飞丝入目，肿痛。（叶下红）同盐少许，绢包滴入目。仍以塞鼻，左塞右，右塞左。

[方十六] 凡赤眼拳毛倒睫者，翻转目睑，以一二茎（狗尾草）蘸水戛去恶血，甚良。

二、目生翳膜

[方一] 目生障翳。（马脑）为末日点。

[方二] 赤目障翳。青鱼胆频频点之，或加黄连、海螵蛸各等分。

[方三] 目生顽翳。珍珠一两，地榆二两，水两大碗煮干，取珍珠以醋浸五日，热水淘去醋气，研细末用。

每用少许，以愈为度。

[方四] 疱疹入眼生翳，以少许（鳗鲡鱼血）点之。

[方五] 治疹后生翳，点少许（鳝鱼血）入目。

[方六] 拨云膏，取下翳膜。蕤仁（去油）五分，青盐一分，猪胰子五钱，共捣二千下如泥，罐收，点之。

[方七] 拨云膏：蕤仁一两去油，入白蓬砂一钱，麝香二分，研匀收之。去翳妙不可言。

三、睑弦赤烂

[方一] 风眼烂弦。金环烧红，掠上下睑肉，日数次，甚妙。

[方二] 风眼赤烂，及风热赤眼翳膜。（铜匙柄）烧热烙之，频用妙。

[方三] （乌鸦胆）点风眼红烂。

[方四] 赤眼烂弦。（五倍子内虫）同炉甘石末乳细，点之。

[方五] （桐子油）点灯烧铜箸头，烙风热烂眼，亦妙。

[方六] 用三十片（山矾叶），同老姜三片，浸水蒸热，洗烂弦风眼。

四、流泪症

[方一] 目昏多泪。木贼去节，苍术泔浸，各一两，为末。每服二钱，茶调下。或蜜丸亦可。

[方二] 肝虚目泪。炼成松脂一斤，酿米二斗，水七斗，曲二斗，造酒，频饮之。

[方三] 风眼下泪。腊月不落桑叶煎汤，日日温洗。或入芒硝。

[方四] 头风风眼。荞麦作钱大饼，贴眼四角，以米大艾炷灸之，即效如神。

五、其他眼疾

[方一]（鼠胆）点目，治青盲省目不见物。

[方二]（鲤鱼脑髓）和胆等分，频点目眦，治青盲。

[方三] 拳毛倒睫。以腊月蜇蝇干研为末，以鼻频嗅之，即愈。

[方四] 眼毛倒睫者。（人虱）拔去毛，以虱血点上，数次即愈。

[方五] 尘沙眯目。以（貂鼠毛皮）裹袖拭之，即去。

[方六] 灰尘入目。以（宝石）珠拭拂即止。

[方七] 尘沙眯目者。（鹿筋）嚼烂接入目中，则

粘出。

［方八］（白狗血）点眼，治痘疮入目。

［方九］痘后目肿，经月不开。取（水龟胆汁）点之，良。

［方十］凌霄花上露，入目损目。

［方十一］一切目疾。真炉甘石半斤，用黄连四两，剉豆大，银石器内，水二碗，煮二伏时，去黄连为末，入片脑二钱半，研匀罐收。每点少许，频用取效。

［方十二］一切目疾。炉甘石一钱，盆硝一钱，为末，热汤泡洗。

［方十三］治一切眼疾，及生肤翳赤白膜，小儿胎赤，风赤眼。（蛔虫）烧末敷之。或以小儿吐出者，阴干为末，入贡粉少许，唾津调涂之。

［方十四］时珍常用炉石煅淬，海螵蛸、硼砂各一两，为细末，以点诸目病，甚妙。入朱砂五钱，则性不粘也。

六、明目方

［方一］（枸杞子）榨油点灯，明目。

［方二］柏叶上露，菖蒲上露，并能明目，旦旦洗之。

濒湖集简方

[方三]（枣树根皮）同老桑树皮，并取向北者，等分，烧研。每用一合，井水煎，澄取清，洗目。一月三洗。昏者复明。忌荤、酒、房事。

卷二十四·耳科病证方

一、聤耳

[方一] 聤耳出汁。(鼠肝) 每用枣核大, 乘热塞之, 能引虫出。

[方二] 聤耳出汁。青皮研末, 绵包塞之。

[方三] 聤耳出汁。陈皮烧研一钱, 麝香少许, 为末, 日掺。名立效散。

[方四] 聤耳出脓。蜘蛛一个, 胭脂坯子半钱, 麝香一字, 为末。用鹅翎吹之。

[方五] 聤耳出脓。石首鱼鮸研末, 或烧存性, 掺耳。

[方六] 治聤耳。(虎耳草) 捣汁滴之。

[方七] 治聤耳出脓疼痛, 及耳中生耵聍, (斑鸠屎) 同夜明砂末等分, 吹之。

[方八] (乌贼鱼骨烧存性) 同麝香吹耳, 治聤耳有脓及耳聋。

［方九］聤耳有虫。鲤鱼肠同酢捣烂，帛裹塞之。以虫尽为度。

二、耳聋

［方一］（鼠胆）滴耳，治耳聋。

［方二］（螃蟹）捣汁，滴耳聋。

［方三］薰耳治聋。蚕蜕纸作捻，入麝香二钱，入笔筒烧烟熏之，三次即开。

［方四］（腹蛇脂）绵裹，塞耳聋。亦敷肿毒。

［方五］（槐胶）煨热，绵裹塞耳，治风热聋闭。

三、其他耳疾

［方一］治耳痛。滴数点（鳝鱼血）入耳。

［方二］耳腮疼肿。耳腮疼肿及喉下诸肿。用蜗牛同面研，敷之。

［方三］（酱汁）灌耳中，治飞蛾、虫、蚁入耳。

［方四］蚂蟥入人耳。取一盆（田中泥）枕耳边，闻气自出。人误吞蚂蟥入腹者，酒和（田中泥）一二升服，当利出。

〔方五〕百虫入耳。姜汁少许滴之。

〔方六〕百虫入耳。(鳝鱼头)烧研，绵裹塞之，立出。

卷二十五·鼻科病证方

一、鼻衄

[方一]（屋游）研末，新汲水调服二钱，止鼻衄。

[方二]治鼻衄。滴数点（鳝鱼血）入鼻。

[方三]鼻衄不止。藕节捣汁饮，并滴鼻中。

[方四]鼻出衄血。五倍子末吹之。仍以末同新绵灰等分，米饮服二钱。

[方五]鼻衄及口鼻大衄不止。取折弓弦烧灰，同枯矾等分吹之，即止。

[方六]（小麦面）水调服，止鼻衄吐血。

[方七]（驴屎）烧灰吹鼻，止衄甚效。

[方八]（乌贼鱼骨烧存性）同槐花末吹鼻，止衄血。

[方九]（薄荷）挼叶塞鼻，止衄血。

[方十]（干苔）烧末吹鼻，止衄血。

[方十一]（蓬莪）烧灰吹鼻，止衄血。

[方十二]（垣衣）捣汁服，止衄血。

［方十三］衄血不止。百草霜末吹之，立止也。

［方十四］衄血吐血。百草霜五钱，槐花末二两，每服二钱，茅根汤下。

［方十五］吐血衄血。山漆一钱，自嚼米汤送下。或以五分，加入八核汤。

［方十六］口鼻出血如涌泉，因酒色太过者。荆芥烧研，陈皮汤服二钱，不过二服也。

［方十七］鼻血不止。硼砂一钱，水服立止。

［方十八］鼻血不止。血余烧灰吹之，立止。永不发。男用母发，女用父发。

［方十九］鼻中出血。酢和胡粉半枣许，服。

［方二十］鼻血时作。干鹿血炒枯，将酒浮熏二三次，仍用酒浮半杯和服之。

二、其他鼻疾

［方一］鼻渊脓血。贝子烧研，每生酒服二钱，日三服。

［方二］鼻渊鼻衄，鼻窒鼻疮，及痘后鼻疮。并用（辛夷苞）研末，入麝香少许，葱白蘸入数次，甚良。

［方三］（榆叶）煎汁，洗酒齇鼻。

［方四］鼻中息肉垂下者。用片脑点之，自入。

［方五］（马绊绳）烧灰，掺鼻中生疮。

［方六］（白狗骨）烧灰，猪脂调，敷鼻中疮。

［方七］（祀灶饭）烧研，搽鼻中疮。

［方八］鼻中生疮。（盆边零饭）烧研敷之。

［方九］疳蚀口鼻穿透者。草乌头烧灰，入麝香等分，为末贴之。

［方十］口鼻疳疮。铜青、枯矾等分，研敷之。

［方十一］口鼻疳疮。人中白一钱，铜绿三分，研敷之。

［方十二］小儿鼻疳蚀烂。胆矾烧烟尽，研末，掺之一二日愈。

卷二十六·咽喉科病证方

一、喉痹

［方一］（乌贼鱼骨烧存性）同银朱吹鼻，治喉痹。

［方二］喉痹。（鼋胆）以生姜、薄荷汁化少许服，取吐。

［方三］喉痹肿痛。马蔺子八钱，牛蒡子六钱，为末，空心，温水服方寸匕。

［方四］喉痹肿痛。单汁饮之，口噤者灌下。无生者，以刷煎汁。按："单汁饮之"指蠡实花、茎及根、叶汁饮之。

［方五］喉痹肿痛。（黄颡鱼颊骨）烧研，茶服三钱。

［方六］喉痹肿塞。生半夏嗜鼻内，涎出效。

［方七］喉痹肿塞。用蜗牛绵裹，水浸含咽，须臾立通。

［方八］喉痹塞痛。（胡颓子根）煎酒灌之，皆效。

[方九] 喉痹口噤。马蔺花二两，蔓荆子一两，为末，温水服一钱。

[方十] 喉痹口噤不开欲死。草乌头、皂荚等分，为末，入麝香少许。擦牙并嗞鼻内，牙关自开也。

[方十一] 喉痹乳蛾。新鲜牛膝根一握，艾叶七片，捣和人乳，取汁灌入鼻内，须臾痰涎从口鼻出，即愈。无艾亦可。

[方十二] 喉痹乳蛾。牛膝捣汁，和陈醋灌之。

[方十三] 喉痹乳蛾。冰梅丸：用青梅二十枚，盐十二两，淹五日，取梅汁，入明矾三两，桔梗、白芷、防风各二两，猪牙皂角三十条，俱为细末，拌汁和梅入瓶收之。每用一枚，噙咽津液。凡中风痰厥，牙关不开，用此擦之尤佳。

[方十四] 喉痹乳蛾，已死者复活。用墙上壁钱七个，内要活蛛二枚，捻作一处，以白矾七分一块化开，以壁钱惹矾烧存性，出火毒为末，竹管吹入，立时就好。忌热肉、硬物。

[方十五] 乳蛾喉痹。用天浆子（即红姑娘），徐徐嚼咽。

　　[方十六] 乳蛾喉痹。青鱼胆含咽。一方：用汁灌鼻中，取吐。万氏用胆矾盛青鱼胆中，阴干。每用少许，吹喉取吐。一方：用朴硝代胆矾。

　　[方十七] 风热喉痹。灯心一钱，黄柏五分，并烧存性，白矾七分煅过，冰片脑三分，为末。每以一二分吹患处。此陆一峰家传绝妙方也。

　　[方十八] 喉痹喉风。五月五日（或六月六日、七月七日），采楮桃阴干。每用一个为末，井华水服之。重者以两个。

　　[方十九] 吐风痰喉痹，及一切诸疾。以水和（桐子）油，扫入喉中探吐，或以子研末，吹入喉中取吐。

　　[方二十] 喉风痹塞。用灯心灰二钱，蓬砂末一钱，吹之。

　　[方二十一] 喉风痹塞。灯心、箬叶烧灰，等分，吹之。

　　[方二十二] 急喉痹塞，牙关紧急不通，用此即破。以蓖麻子仁研烂，纸卷作筒，烧烟熏吸即通。或只取油作捻尤妙。名圣烟筒。

　　[方二十三] 咽喉痹塞。取漆箸筋烧烟，含咽。烟气

入腹，发咳即破。

[方二十四] 咽痛喉痹，散血。以新汲水或醋磨（九仙子）汁含咽，甚良。

[方二十五] 咽喉肿痹。（朱砂根）磨水或醋咽之，甚良。

[方二十六] 喉痛乳蛾。济生帐带散：用矾三钱，铁铫内熔化，入劈开巴豆三粒，煎干去豆，研矾用之，入喉立愈。甚者，以醋调灌之。亦名通关散。

[方二十七] 喉痛乳蛾。法制乌龙胆：用白矾末盛入猪胆中，风干研末。每吹一钱入喉，取涎出妙。

[方二十八] 大人喉风。笙竹油频饮之。

[方二十九] 喉风肿痛。（盐蟹汁）满含细咽即消。

[方三十] 缠喉风疾。用蛇皮揉碎烧烟，竹筒吸入即破。

[方三十一] 缠喉风疾。蛇皮裹白梅一枚，噙咽。

[方三十二] （牛鼻拳）烧灰，吹缠喉风，甚效。

[方三十三] 咽喉热痛。（胡桐泪）水磨扫之，取涎。

[方三十四] 咽喉热痛。龙胆擂水服之。

[方三十五] 咽喉作痛。茱萸末，醋调足心，一夕愈。

［方三十六］咽喉闭痛。辽叶、灯心草烧灰等分，吹之，甚妙。

［方三十七］（故甑蔽）烧灰，水服三撮，治喉闭咽痛及食复，下死胎。

［方三十八］染布水，疗咽喉病及噎疾，温服一钟良。

［方三十九］治飞丝入咽喉者。（青囊）嚼之即愈。

二、骨物哽咽

［方一］骨哽在咽。栗子内薄皮烧存性，研末，吹入咽中即下。

［方二］（鬼齿）煮汁服，下骨哽。

［方三］下骨哽，以鸡足一两，烧灰水服。

［方四］（金樱根）煎醋服，化骨哽。

［方五］（仙人杖）煮汁服，下鱼骨哽。

［方六］鱼骨哽者。（鱼网）烧灰，水服，或乳香汤服。甚者并进三服。

［方七］鸡鱼骨哽。蓖麻子仁研烂，入百药煎研，丸弹子大。井华水化下半丸，即下。

［方八］（橄榄核）磨汁服，治诸鱼骨哽，及食鲙成

积。又治小儿痘疮倒黡。

［方九］捣汁和冷水少许咽之，吐即止，骨即化也。

［方十］兽骨哽。（桂蠹虫）煎浓醋漱咽。

［方十一］（虎屎）烧研酒服，治兽骨哽。

［方十二］骨哽及咽喉痛。（云实）研汁咽之。

［方十三］（水晶）穿串吞咽中，推引诸哽物。

［方十四］诸骨哽。（鸭肫衣）炙研，水服一钱，即愈，取其消导也。

［方十五］诸骨哽。（盐麸子根白皮）以醋煎浓汁，时呷之。

［方十六］一切骨哽。竹木刺在喉中，以酒化（鲩鱼胆）二枚，温呷取吐。

［方十七］竹木骨哽。蓖麻子仁一两，凝水石二两，研匀。每以一稔置舌根噙咽，自然不见。

［方十八］竹木骨哽。蓖麻油、红曲等分，研细，沙糖丸皂子大，绵裹含咽，痰出大良。

卷二十七·口腔科病证方

一、虫牙

［方一］虫牙疼痛。用墙上白蛛窠，包胡椒末塞耳，左痛塞右，右痛塞左，手掩住，侧卧，待额上有微汗，即愈。

［方二］虫牙疼痛。使君子煎汤频漱。

［方三］风虫牙痛。每以（枸橘刺）一合煎汁含之。

［方四］风虫牙痛。频含（驴溺）漱之，良。

［方五］风虫牙痛。用蛇床子煎汤，乘热漱数次，立止。

［方六］风虫牙痛。莗茇末揩之，煎苍耳汤漱去涎。

［方七］风虫牙痛。（杉叶）同芎䓖、细辛煎酒含漱。

［方八］风虫牙痛。草乌炒黑一两，细辛一钱，为末揩之，吐出涎。

［方九］风虫牙痛。烧酒浸花椒，频频漱之。

［方十］风虫牙痛。花椒四钱，牙皂七七个，醋一碗

濒湖集简方

煎，漱之。

[方十一] 风虫牙痛。刮松上脂，滚水泡化，一漱即止，已试验。

[方十二] 风虫牙痛。乳香、川椒各一钱，为末，化蜡和作丸，塞孔中。

[方十三] 风虫牙痛。露蜂房煎醋，热漱之。

[方十四] 风虫牙痛。用蟾酥染丝绵上，煎一分，纴入齿缝根里。忌热物。半日效。干者，以热汤化开。

[方十五]（木犀花）同百药煎、孩儿茶作膏饼噙，生津辟臭化痰，治风虫牙痛。

[方十六] 牙齿虫蜃。韭菜连根洗捣，同人家地板上泥和，敷痛处腮上，以纸盖住。一时取下，有细虫在泥上，可除根。

[方十七] 牙齿虫蜃。韭根十个，川椒二十粒，香油少许，以水桶上泥同捣，敷病牙颊上。良久有虫出，数次即愈也。

[方十八] 治风蛀牙痛。（松节）煎水含漱，或烧灰日揩，有效。

[方十九]（茄蒂）烧灰，治口齿疮蜃。

二、牙痛

［方一］（白杨木皮）煎醋含漱，止牙痛。

［方二］（杨梅树皮及根）煎水，漱牙痛。

［方三］（鲫鱼）酿盐花烧研，掺齿痛。

［方四］牢牙齿痛。石燕三对，火煅醋淬七次，青盐、乳香各一两，细辛半两，为末。揩之，荆芥汤漱口。

［方五］牙齿疼痛。萝卜子十四粒生研，以人乳和之。左疼点右鼻，右疼点左鼻。

［方六］牙齿疼痛。梅花脑、朱砂末各少许，揩之立止。

［方七］齿龈肿痛。垂柳枝、槐白皮、桑白皮、白羊皮等分，煎水，热含冷吐。

［方八］风牙肿痛。五倍子末，冷水调，涂颊外，甚效。

［方九］风热牙痛。荆芥根、乌桕根、葱根等分，煎汤频含漱之。

［方十］湿热牙痛，喜吸风。胡桐泪，入麝香掺之。

［方十一］（牡荆茎）同荆芥、荜茇煎水，漱风牙痛。

［方十二］牙齿风痛。火烧金钗针之，立止。

[方十三] 风牙疼痛。文银一两，烧红淬烧酒一盏，热漱饮之，立止。

[方十四] 风气牙痛，百药不效者用此，大能风去，惟蛀牙不效。天罗（即生丝瓜）一个，擦盐火烧存性，研末频擦，涎尽即愈。腮肿，以水调贴之。马敏叔云：此乃严月轩家传屡效之方，一试即便可睡也。

三、牙疳

[方一] （竹笋）干者烧研入盐，擦牙疳。

[方二] 牙疳口疮。孩儿茶、硼砂等分，为末搽之。

[方三] 牙疳、阴疳，取（锅盖）黑垢，同鸡膹腔黄皮灰、蚕茧灰、枯矾等分为末，米泔洗后频敷之。

[方四] 喉痹牙疳。硼砂末吹，并擦之。

[方五] 走马牙疳。用鲫鱼一个去肠，入砒一分，生地黄一两，纸包烧存性，入枯白矾、麝香少许，为末掺之。

[方六] 牙龈疳臭。五倍子（炒焦）一两，枯矾、青铜各一钱，为末。先以米泔漱净掺之，绝效方也。

四、其他牙疾

[方一] 齿缝出血。百草霜末掺之，立止。

　　〔方二〕（淡竹叶）煎浓汁，漱齿中出血，洗脱肛不收。

　　〔方三〕酒醉齿漏出血不止。烧赤（铁钉）注孔中即止。

　　〔方四〕牙龈肿烂，出臭水者。芥菜杆烧存性，研末，频敷之，即愈。

　　〔方五〕（屋游）煎水入盐漱口，治热毒牙龈宣露。

　　〔方六〕龋齿。（白杨叶）煎水含漱。

　　〔方七〕齿黄。（糯糠）烧取白灰，旦旦擦之。

　　〔方八〕擦牙固齿。用羊胫骨（烧过）、香附子（烧黑）各一两，青盐（煅过）、生地黄（烧黑）各五钱，研用。

　　〔方九〕（枫香脂）烧过揩牙，永无牙疾。

　　〔方十〕刮骨取牙。用硇砂入鲫鱼肉，煨过瓶收。待有霜刮取。以针搜开牙根，点少许，咳嗽自落。

　　〔方十一〕刮骨取牙。用鲫鱼一个去肠，入砒在内，露于阴地，待有霜刮下，瓶收。以针搜开牙根，点少许，咳嗽自落。

濒湖集简方

五、口舌病

[方一]（白杨木皮）煎浆水入盐含漱，治口疮。

[方二]口舌生疮，舌肿胀出。（女贞叶）捣汁含浸吐涎。

[方三]口舌生疮。刮（甑垢）敷之。

[方四]口舌生疮。蚕茧五个，包硼砂，瓦上焙焦为末，抹之。

[方五]口舌生疮。溺桶垩七分，枯矾三分，研匀。有涎拭去，数次即愈。

[方六]口吻生疮。（楸木白皮）贴之，频易取效。

[方七]唇裂生疮。橄榄炒研，猪脂和涂之。

[方八]唇燥生疮。青橘皮烧研，猪脂调涂。

[方九]满口烂疮。萝卜自然汁，频漱去涎妙。

[方十]满口烂疮。生姜自然汁，频频漱吐。亦可为末擦之，甚效。

[方十一]口疮口疳。茱萸末，醋调涂足心，一夕愈。

[方十二]（布）烧灰酒服，主唇裂生疮口臭。

[方十三]（无患子中仁）煨食，辟恶，去口臭。

[方十四]（乌贼鱼骨烧存性）同蒲黄末，敷舌肿，

血出如泉。

[方十五]（薄荷茎叶）捣汁含漱，去舌胎语涩。

[方十六]木舌肿胀。川乌尖、巴豆研细，醋调涂刷。

[方十七]重舌木舌，胀大塞口。半夏煎醋，含漱之。

卷二十八·濒湖药酒方

[方一] 逡巡酒：补虚益气，去一切风痹湿气。久服益寿耐老，好颜色。造法：三月三日收桃花三两三钱，五月五日收马蔺花五两五钱，六月六日收芝麻花六两六钱，九月九日收黄甘菊花九两九钱，阴干。十二月八日取腊水三斗。待春分，取桃仁四十九枚好者，去皮尖，白面十斤正，同前花和作曲，纸包四十九日。同时，白水一瓶，曲一丸，面一块，封良久成矣，如淡，再加一丸。

[方二] 五加皮酒：去一切风湿痿痹，壮筋骨，填精髓。用五加皮洗刮去骨煎汁，和曲、米酿成，饮之。或切碎袋盛，浸酒煮饮。或加当归、牛膝、地榆诸药。

[方三] 白杨皮酒：治风毒脚气，腹中痰癖如石。以白杨皮切片，浸酒起饮。

[方四] 女贞皮酒：治风虚，补腰膝。女贞皮切片，浸酒煮饮之。

[方五] 薏苡仁酒：去风湿，强筋骨，健脾胃。用绝好薏苡仁粉，同曲、米酿酒，或袋盛煮酒饮之。

[方六] 地黄酒：补虚弱，壮筋骨，通血脉，治腹痛，变白发。用生肥地黄绞汁，同曲、米封密器中。春夏三七日，秋冬五七日启之，中有绿汁，真精英也，宜先饮之，乃滤汁藏贮。加牛膝汁效更速，亦有加群药者。

[方七] 牛膝酒：壮筋骨，治痿痹，补虚损，除久疟。用牛膝煎汁，和曲、米酿酒。或切碎袋盛浸酒，煮饮。

[方八] 当归酒：和血脉，坚筋骨，止诸痛，调经水。当归煎汁，或酿或浸，并如上法。

[方九] 菖蒲酒：治三十六风、一十二痹，通血脉，治骨痿，久服耳目聪明。石菖蒲煎汁，或酿或浸，并如上法。

[方十] 枸杞酒：补虚弱，益精气，去冷风，壮阳道，止目泪，健腰脚。用甘州枸杞子煮烂捣汁，和曲、米酿酒。或以子同生地黄袋盛，浸酒煮饮。

[方十一] 薯蓣酒：治诸风眩晕，益精髓，壮脾胃。用薯蓣粉同曲、米酿酒。或同山茱萸、五味子、人参诸药浸酒煮饮。

濒湖集简方

[方十二] 茯苓酒：治头风虚眩，暖腰膝，主五劳七伤。用茯苓粉同曲、米酿酒，饮之。

[方十三] 菊花酒：治头风，明耳目，去痿痹，消百病。用甘菊花煎汁，同曲、米酿酒。或加地黄、当归、枸杞诸药亦佳。

[方十四] 黄精酒：壮筋骨，益精髓，变白发，治百病。用黄精、苍术各四斤，枸杞根、柏叶各五斤，天门冬三斤，煮汁一石，同曲十斤，糯米一石，如常酿酒饮。

[方十五] 桑椹酒：补五脏，明耳目。治水肿，不下则满，下之则虚，入腹则十无一活。用桑椹捣汁煎过，同曲、米如常酿酒饮。

[方十六] 术酒：治一切风湿筋骨诸病，驻颜色，耐寒暑。用术三十斤，去皮捣，以东流水三石，渍三十日，取汁，露一夜，浸曲、米酿成饮。

[方十七] 蓼酒：久服聪明耳目，脾胃健壮。以蓼煎汁，和曲、米酿酒饮。

[方十八] 茴香酒：治卒肾气痛，偏坠牵引，及心腹痛。茴香浸酒煮饮之。舶茴尤妙。

[方十九] 缩砂酒：消食和中，下气，止心腹痛。砂

仁炒、研，袋盛浸酒，煮饮。

[方二十] 莎根酒：治心中客热，膀胱胁下气郁，常忧不乐。以莎根一斤切，熬香，袋盛浸酒，日夜服之，常令酒气相续。

[方二十一] 茵陈酒：治风疾，筋骨挛急。用茵陈蒿炙黄一斤，秫米一石，曲三斤，如常酿酒饮。

[方二十二] 青蒿酒：治虚劳久疟。青蒿捣汁，煎过，如常酿酒饮。

[方二十三] 百部酒：治一切久近咳嗽。百部根切炒，袋盛浸酒，频频饮之。

[方二十四] 海藻酒：治瘿气。海藻一斤，洗净浸酒，日夜细饮。

[方二十五] 黄药酒：治诸瘿气。万州黄药切片，袋盛浸酒，煮饮。

[方二十六] 仙茅酒：治精气虚寒，阳痿膝弱，腰痛痹缓，诸虚之病。用仙茅九蒸九晒，浸酒饮。

[方二十七] 通草酒：续五脏气，通十二经脉，利三焦。通草子煎汁，同曲、米酿酒饮。

[方二十八] 楠藤酒：治风虚，逐冷气，除痹痛，强

腰脚。石楠藤煎汁，同曲、米酿酒饮。

[方二十九] 松液酒：治一切风痹脚气。于大松下掘坑，置瓮承取其津液，一斤酿糯米五斗，取酒饮之。

[方三十] 松节酒：治冷风虚弱，筋骨挛痛，脚气缓痹。松节煮汁，同曲、米酿酒饮。松叶煎汁亦可。

[方三十一] 柏叶酒：治风痹历节作痛。东向侧柏叶煮汁，同曲、米酿酒饮。

[方三十二] 椒柏酒：元旦饮之，辟一切疫疠不正之气。除夕以椒三七粒，东向侧柏叶七枝，浸酒一瓶饮。

[方三十三] 竹叶酒：治诸风湿病，清心畅意。淡竹叶煎汁，如常酿酒饮。

[方三十四] 槐枝酒：治大麻痿痹。槐枝煮汁，如常酿酒饮。

[方三十五] 枳茹酒：治中风身直，口僻眼急。用枳壳刮茹，浸酒饮之。

[方三十六] 牛蒡酒：治诸风毒，利腰脚。用牛蒡根切片，浸酒饮之。

[方三十七] 巨胜酒：治风虚痹弱，腰膝疼痛。用巨胜子二升炒香，薏苡仁二升，生地黄半斤，袋盛浸酒

饮之。

[方三十八] 麻仁酒：治骨髓风毒痛，不能动者。取大麻子中仁炒香，袋盛浸酒饮之。

[方三十九] 桃皮酒：治水肿，利小便。桃皮煎汁，同秫米酿酒饮。

[方四十] 红曲酒：治腹中及产后瘀血。红曲浸酒煮饮。

[方四十一] 神曲酒：治闪肭腰痛。神曲烧赤，淬酒饮之。

[方四十二] 磁石酒：治肾虚耳聋。用磁石、木通、菖蒲等分，袋盛酒浸日饮。

[方四十三] 蚕砂酒：治风缓顽痹，诸节不随，腹内宿痛。用原蚕砂炒黄，袋盛浸酒饮。

[方四十四] 花蛇酒：治诸风，顽痹瘫缓，挛急疼痛，恶疮疥癞。用白花蛇肉一条，袋盛，同曲置于缸底，糯饭盖之，三七日，取酒饮。

[方四十五] 乌蛇酒：治疗、酿法同上。

[方四十六] 蚺蛇酒：治诸风痛痹，杀虫辟瘴，治癞风疥癣恶疮。用蚺蛇肉一斤，羌活一两，袋盛，同麹置

于缸底，糯饭盖之，酿成酒饮。亦可浸酒。

[方四十七] 蝮蛇酒：治恶疮诸瘘，恶风顽痹，癫疾。取活蝮蛇一条，同醇酒一斗，封埋马溺处，周年取出，蛇已消化。每服数杯，当身体习习而愈也。

[方四十八] 紫酒：治卒风，口偏不语，及角弓反张，烦乱欲死，及臌胀不消。以鸡屎白一升炒焦，投酒中待紫色，去滓频饮。

[方四十九] 豆淋酒：破血去风，治男子中风口㖞，阴毒腹痛，及小便尿血，妇人产后一切中风诸病。用黑豆炒焦，以酒淋之，温饮。

[方五十] 霹雳酒：治疝气偏坠，妇人崩中下血，胎产不下。以铁器烧赤，浸酒饮之。

[方五十一] 龟肉酒：十年咳嗽或二十年医不效者。生龟三枚，治如食法，去肠，以水五升，煮取三升，浸曲，酿秫米四升如常，饮之令尽，永不发。

[方五十二] 虎骨酒：治臂胫疼痛，历节风，肾虚，膀胱寒痛。虎胫骨一具，炙黄捶碎，同曲、米如常酿酒饮，亦可浸酒。

[方五十三] 麋骨酒：治阴虚肾弱，久服令人肥白。

麋骨煮汁，同曲、米如常酿酒饮之。

　　〔方五十四〕鹿头酒：治虚劳不足，消渴，夜梦鬼物，补精益气。鹿头煮烂捣泥，连汁和曲、米酿酒饮。少入葱、椒。

　　〔方五十五〕腽肭脐酒：助阳气，益精髓，破癥结冷气，大补益人。腽肭脐酒浸擂烂，同曲、米如常酿酒饮。

　　〔方五十六〕世传白花蛇酒：治诸风无新久，手足缓弱，口眼㖞斜，语言蹇塞，或筋脉挛急，肌肉顽痹，皮肤燥痒，骨节疼痛，或生恶疮、疥癞等疾。用白花蛇一条，温水洗净，头尾各去三寸，酒浸，去骨刺，取净肉一两。入全蝎（炒）、当归、防风、羌活各一钱，独活、白芷、天麻、赤芍药、甘草、升麻各五钱，剉碎，以绢袋盛贮，用糯米二斗蒸熟，如常造酒，以袋置缸中，待成，取酒同袋密封，煮熟，置阴地七日出毒。每温饮数杯，常令相续。此方乃蕲人板印，以侑蛇馈送者，不知所始也。

　　〔方五十七〕濒湖白花蛇酒：治中风伤湿，半身不遂，口目㖞斜，肤肉痛痹，骨节疼痛，及年久疥癣、恶疮、风癞诸证。用白花蛇一条，取龙头虎口，黑质白花，

濒湖集简方

尾有佛指甲，目光不陷者为真，以酒洗，润透，去骨刺，取肉四两，真羌活二两，当归身二两，真天麻二两，真秦艽二两，五加皮二两，防风一两，各剉匀，以生绢袋盛之，入金华酒坛内，悬胎安置。入糯米生酒醅五壶浸袋，箬叶密封，安坛于大锅内，水煮一日，取起，埋阴地七日取出。每饮一二杯。仍以滓，日干碾末，酒糊丸梧子大。每服五十丸，用煮酒吞下。切忌见风犯欲，及鱼、羊、鹅、面发风之物。

卷二十九·濒湖美容方

［方一］（豌豆）作澡豆，去䵟䵏，令人面光泽。

［方二］（冬瓜瓤）洗面澡身，去䵟䵏，令人悦泽白皙。

［方三］面鼾䵟䵏。（笃耨香）同白附子、冬瓜子、白及、石榴皮等分为末，酒浸三日，洗面后敷之。久则面莹如玉。

［方四］雀卵斑䵟。（樱桃）同紫萍、牙皂、白梅肉研和，日用洗面。

［方五］面上皯䵏，如雀卵色。（羚羊胆）以酒二升，同煮三沸，涂四五次良。

［方六］冬月以新生（鸡蛋白）者，酒渍之，密封七日取出，每夜涂面，去䵟䵏䵵疱，令人悦色。

［方七］洗面去䵟。无患子肉皮捣烂，入白面和丸，大丸。每日用洗面，去垢及䵟甚良。

［方八］面䵟粉刺。（橘核）湿研，夜夜涂之。

濒湖集简方

[方九] 面上皯疱：鹿角尖磨浓汁，厚涂之，神效。

[方十] 生蚬浸水，洗痘痈，无瘢痕。

[方十一] 面上雀斑。三柰子、鹰粪、密陀僧、蓖麻子等分，研匀，以乳汁调之，夜涂旦洗去。

[方十二] （鲫鱼）酿当归烧研，揩牙乌髭止血。

[方十三] （茉莉花）蒸油取液，作面脂，头泽长发，润燥香肌，亦入茗汤。

[方十四] （柚花）蒸麻油作香泽面脂，长发润燥。

[方十五] （木犀花）同麻油蒸熟，润发，及作面脂。

[方十六] 含水藤之（藤中水）沐发令长。

[方十七] 赤秃发落。（白狗乳汁）频涂甚妙。

[方十八] 病后发落。胡孙姜、野蔷薇嫩枝煎汁，刷之。

[方十九] （大麻油）熬黑压油，敷头，治发落不生。

[方二十] （牡桂叶）捣碎浸说，洗发，去垢除风。

[方二十一] 头发垢腻。鸡子白涂之，少顷洗去，光泽不燥。

[方二十二] （詹糖香）和胡桃青皮捣，涂发令黑如漆。

［方二十三］（赤铜屑）同五倍子，能染须发。

［方二十四］（梧桐子）捣汁涂，拔去白发，根下必生黑者。

［方二十五］（梧桐木白皮）烧研，和乳汁涂须发，变黄赤。

卷三十·濒湖养生方

[方一] 服食巨胜。治五脏虚损，益气力，坚筋骨。用巨胜九蒸九晒，收贮。每服二合，汤浸布裹，挼去皮再研，水滤汁煎饮，和粳米煮粥食之。李时珍曰：古有服食胡麻、巨胜二法，方不出一人，故有二法，其实一物也。

[方二] 万病丸：治男妇五劳七伤，一切诸疾。杏仁一斗二升，童子小便煮七次，以蜜四两拌匀，再以童便五升于碗内重蒸，取出日晒夜露数日。任意嚼食，即愈。

[方三] 椒红丸：治元脏伤惫，目暗耳聋。服此百日，觉身轻少睡，足有力，是其效也。服及三年，心智爽悟，目明倍常，面色红悦，髭发光黑。用蜀椒去目及合口者，炒出汗，曝干，捣取红一斤。以生地黄捣自然汁，入铜器中煎至一升，候稀稠得所，和椒末丸梧子大。每空心暖酒下三十丸。合药时勿令妇人、鸡、犬见。诗云：其椒应五行，其仁通六义。欲知先有功，夜间无梦寐。四时去烦

144

劳，五脏调元气。明目腰不痛，身轻心健记。别更有异能，三年精自秘。回老返婴童，康强不思睡。九虫顿消亡，三尸自逃避。若能久饵之，神仙应可冀。

［方四］五劳七伤，虚冷。用肥羊肉一腿，密盖煮烂，绞取汁服，并食肉。

［方五］虚劳不足。糯米入猪肚内蒸干，捣作丸子，日日服之。

［方六］（鹿角胶）炙捣酒服，补虚劳，长肌益髓，令人肥健，悦颜色。

［方七］（粟米）煮粥食，益丹田，补虚损，开肠胃。

［方八］补中益气，治远年劳损。（驴肉）煮汁空心饮。

［方九］时珍自京师还，见北土车夫每载之（旋花），云暮归煎汤饮，可补损伤。则益气续筋之说，尤可征矣。

［方十］（鹄即天鹅）肉腌炙食之，益人气力，利脏腑。

［方十一］艾灸百病，能回绝气，此主百病，济绝气。

［方十二］近人以芝麻擂烂去滓，入绿豆粉作腐食。

濒湖集简方

其性平润，最益老人。

[方十三] 辟谷不饥。天门冬二斤，熟地黄一斤，为末，炼蜜丸弹子大。每温酒化三丸，日三服。居山远行，避谷良。服至十日，身轻目明；二十日，百病愈，颜色如花；三十日，发白更黑，齿落重生；五十日，行及奔马；百日，延年。

[方十四] 辟谷不饥。天门冬捣汁，微火煎取五斗，入白蜜一斗，胡麻炒末二升，合煎至可丸，即止火。下大豆黄末，和作饼，径三寸，厚半寸。一服一饼，一日三服，百日以上有益。

[方十五] 辟谷不饥。天门冬末一升，松脂末一升，蜡、蜜一升和煎，丸如桐子大。每日早午晚各服三十丸。